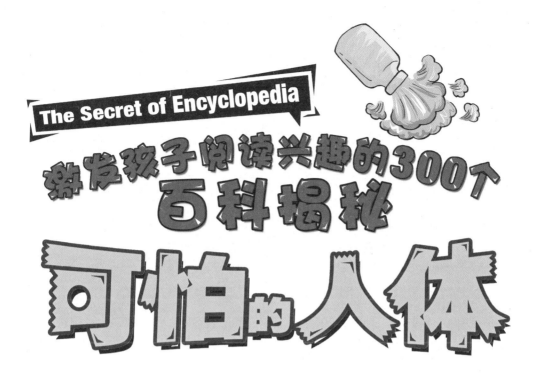

The Secret of Encyclopedia

激发孩子阅读兴趣的300个百科揭秘

可怕的人体

于秉正◎主编

U0208306

horrible!

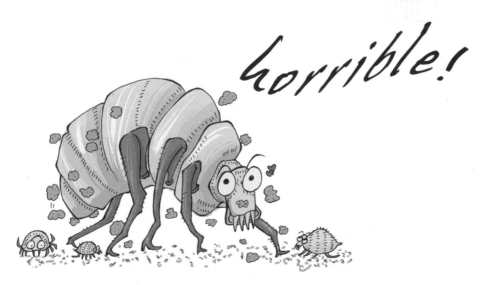

中国和平出版社
China Peace Publishing House

图书在版编目（CIP）数据

可怕的人体 / 于秉正主编. —— 北京：中国和平出版社，2011.8（2020.10重印）
（激发孩子阅读兴趣的300个百科揭秘）
ISBN 978-7-5137-0119-8

Ⅰ．①可… Ⅱ．①于… Ⅲ．①人体－儿童读物 Ⅳ．①R32-49

中国版本图书馆CIP数据核字(2011)第143415号

可怕的人体

于秉正 主编

出 版 人：林　云
责任编辑：杨　隽　　陈海鸥
装帧设计：百闰文化
责任印务：魏国荣

出版发行：中国和平出版社
社　　址：北京市海淀区花园路甲13号院7号楼10层（100088）
发 行 部：（010）82093832　82093801（传真）
网　　址：www.hpbook.com
E - m a i l：hpbook@hpbook.com
经　　销：新华书店
印　　刷：武汉福海桑田印务有限责任公司

开　　本：710毫米×1000毫米　　　1/16
印　　张：10
字　　数：100千字
版　　次：2011年8月第1版　　2020年10月第3次印刷
印　　数：21001～41000册

ISBN 978-7-5137-0119-8　　　　　　　　　　定价：22.80元

目 录

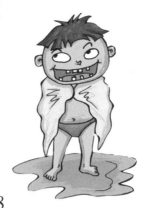

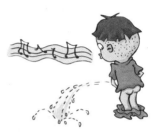
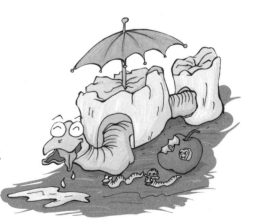
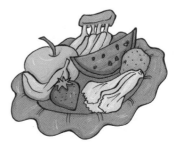

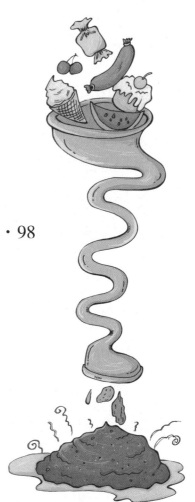

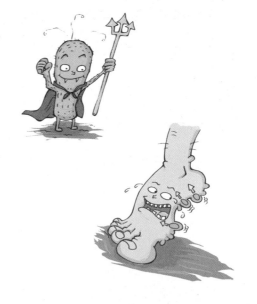

人体上那些"可怕"的部位

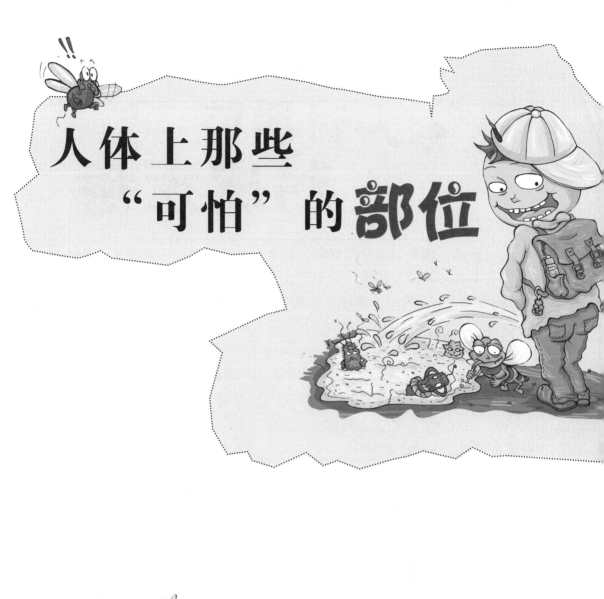

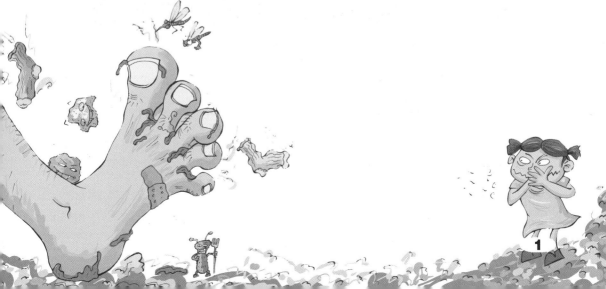

1

令人讨厌的 鸡皮疙瘩

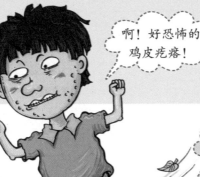

当人们看恐怖电影的时候，经常觉得毛骨悚然，浑身上下会起一层鸡皮疙瘩。它总是在我们毫无准备的情况下到来，这时候身上的皮肤，看起来就像掉了毛的鸡皮。为什么人总是在受到惊吓或者寒冷的时候起鸡皮疙瘩呢？让我们来了解一下其中的缘由。

啊！好恐怖的鸡皮疙瘩！

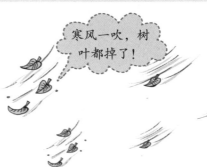

寒风一吹，树叶都掉了！

类似鸡皮上突起的鸡皮疙瘩

不知道你有没有见过拔了毛的鸡是什么样子的，不过这很简单，只要等到下次你受到惊吓或者感觉到寒冷的时候，立刻看一看自己的皮肤就可以知道了。当然，"鸡皮疙瘩"这个词就是这么来的。令人讨厌的鸡皮疙瘩，它怎么不叫"鸭皮疙瘩"呢？

当你闲来无事的时候，可以看看自己的手臂。如果仔细观察，你会发现你的身上是有很多毛的。古时候，人类的毛发要比现在多得多。不过后来经过了漫长的时间，人类失去了大部分体表的毛发，但是，人身体表面的大多数地方仍然覆盖着细小的毛发。

　　身体上的每根毛发都是从叫做毛囊的孔里长出来的，毛发连接着的特殊的肌肉，叫做皮肤立毛肌，从皮肤深处一直长到毛囊。立毛肌的作用是使毛发在毛孔中竖立起来，它的活动受肾上腺素交感神经支配。当发生恐惧、害怕等精神情绪变化时，交感神经兴奋，肾上腺素水平增高，立毛肌收缩，毛发直立，即发生所谓的毛骨悚然、起鸡皮疙瘩的现象。

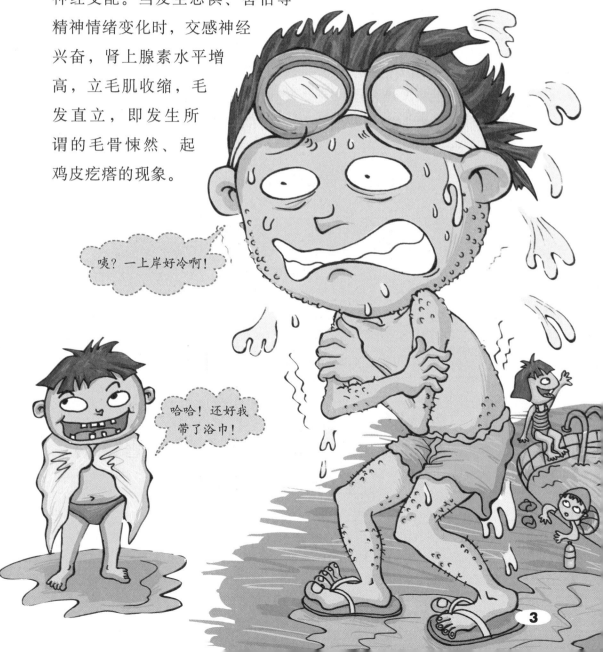

原来动物也会起鸡皮疙瘩

不要认为只有人才会起鸡皮疙瘩，其实动物也会。人在感到寒冷或者害怕时，皮肤的毛孔会很快紧缩，公鸡有时也会这样。它们在打斗的时候会把脖子部位的羽毛竖起来，既有示威的意思，也是紧张的缘故。

这是为什么呢？当然是为了更好地生存了。在寒冷的冬天，如果你细心观察遭遇寒冷的小鸽子或者是小猫咪，一定会发现，它们会把自己的毛竖立起来。这样，逗留在皮毛间的空气就会慢慢被体温加热，像一条温暖的毯子一样把动物包裹起来。

人类起鸡皮疙瘩的最终目的也是如此，当你感觉到寒冷的时候，毛囊底部的肌肉就会马上收缩，把体毛竖立起来，以便使身体感到暖和。经过很多年的进化，人类已经不再拥有那么多毛发了，可是我们的毛囊仍然要收缩，并让毛发立起来。这个时候，每一根毛发周围的皮肤就形成一个疙瘩，来支持毛发，而大多数没有被毛发覆盖的皮肤呢？最终的结果就是出现许多疙瘩——鸡皮疙瘩！

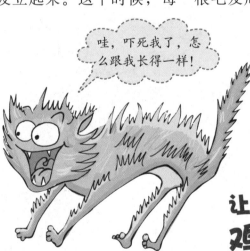

哇，吓死我了，怎么跟我长得一样！

让人陈之后快的 鸡皮肤

你有这样的困扰吗？有时候，身体的皮肤上会出现一粒粒肤色或红色的突起，看起来不甚美观，摸起来像粉刺，要是忍不住用手一挤，还真能挤出些白白的东西……"粉刺"怎么会长到身上来呢？当这些讨厌的、红红的小颗粒爬上身体，又该如何处理，还肌肤亮丽的本色呢？

千万别误会，这些小颗粒并不是粉刺，而是毛周角化症。仔细检查一下，可能很多人皮肤上的毛孔，都会有那么一点一点发红的小突起。有些人较为严重，毛孔颜色会变深，呈现暗红或褐色，皮肤也会更粗糙，看起来很像是起了鸡皮疙瘩。这便是毛周角化症，俗称"鸡皮肤"。

鸡皮肤是一种由基因导致的体质。具有这种体质的人，毛囊周围的角质会增厚，导致毛囊口被过厚的角质堵塞，形成一粒粒的小突起。秋冬季节会显得更严重。鸡皮肤是天生的，无法彻底治愈，却是能有效改善的。不要用手挤、抓、抠，那样会使毛孔周围的组织水肿，毛孔变得更小，更容易堵塞，会产生粉刺、毛囊炎；如果抓伤，还会造成发炎和色素沉淀。改善鸡皮肤贵在坚持，无论春夏秋冬，洗澡后用护肤乳滋养皮肤，皮肤会变得更嫩滑。

毛发生长的地方——毛囊

你知道吗？当起鸡皮疙瘩的时候，汗毛就会竖立起来。而汗毛都长在毛囊里。因为神经纤维末梢的存在，使得毛囊有感觉的功能，而血管又给毛囊提供了血液，所以毛囊才能发育。一般说来，毛囊是毛发生长的皮肤细胞，同所有器官一样，它伴随着我们一起出生。如果毛囊死亡了，毛发便不会再生。

去了毛真丑！

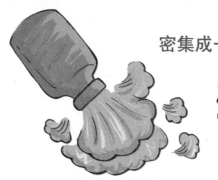

密集成一片一片，火辣辣地疼

越抓越痒的痱子

在炎热的夏天，可能大多数人都起过痱子。那成片出现的红色小点点，让你忍不住抓一下、再抓一下，不抓难受，越抓越痒。特别是阳光一照射的时候，那种感觉让你恨不得将痒痒的皮肤撕掉。为什么夏天最容易长痱子，又为什么痱子会越抓越痒呢？

在炎热的夏天出现的痱子

痱子一般出现在夏天，是最常见的皮肤急性炎症。为什么会长痱子呢？原来，夏天的时候天气很热，人的皮肤

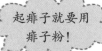

起痱子就要用痱子粉！

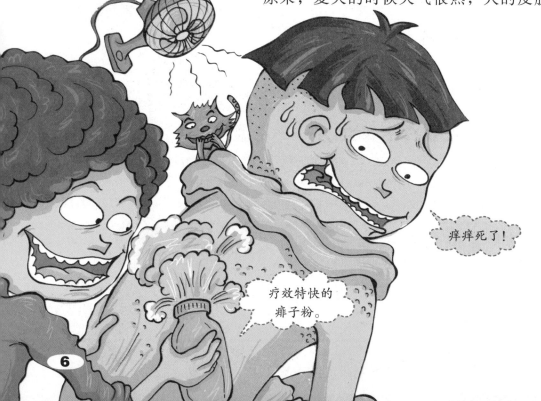

痒痒死了！

疗效特快的痱子粉。

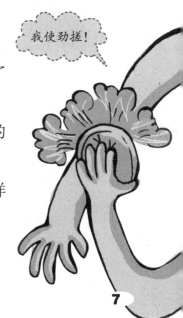

难看死了！

上会出现很多汗，汗会抑制皮肤表皮层最上面的细胞替换。本来那些细胞都应该脱落，现在却停顿下来留在原地，形成了一堵墙，并且阻止新产生的汗液向外流出。被汗液包围的细胞热得不能忍受，于是就通过膨胀来反抗。所以不知不觉中，痱子就出现在了颈、胸、背等部位，有一些痱子还会长到小孩子的头部、前额等处。

刚开始出现的痱子有针头大小，密集成一片一片。慢慢地，感到剧烈地痒痒并且伴随着疼痛，有时候还会出现一阵阵火辣辣的灼痛，实在是太折磨人了。一般来说，痱子最容易长在儿童身上，但有些皮肤娇嫩、肥胖多汗或体质虚弱的成年人也会长痱子。除了脚底、手掌等皮肤较厚的部位外，全身各处都会生痱子。所以，尽量不要在烈日下玩耍，并且要尽量少吃糖和脂肪多的食物，不要吃得过饱，这样就可以减少痱子发生的几率了。

不同类型的痱子所表现出来的症状也不尽相同

我使劲搓！

我们不是皮肤专家，所以对痱子一定不是很了解。你可能会认为痱子只有简简单单的一种类型，其实事实并不是这样的。不同的痱子所表现出来的状况都是不同的。

如果汗液从皮肤表皮内稍深的地方溢出，这样形成的痱子被称为红痱（也是一般常见的痱子）。这种痱子可以发生在任何年龄段，一般都长在颈、

7

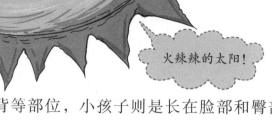

火辣辣的太阳！

背等部位，小孩子则是长在脸部和臀部。它看起来有针头大小，略微有些红，常常是成片出现，等到消失后，皮肤上会出现轻微的脱屑。

如果汗液从角质层或者角质层下面溢出，这样形成的痱子称为白痱。一般出现在高温的环境下并出了大量的汗，或者长期卧床不起的病人身上。生白痱时，在颈部会长出针尖或针头大小的小水泡，数量少且不发红。这种痱子不会让你有长痱子的感觉，轻轻地擦，它就会破，不过等到干的时候就会出现小鳞唇。

还有一种痱子，顶端长有针头大的小脓疱，被称为脓痱。脓疱内一般没有致病的菌类，一旦溃破，可能也会带来感染，看起来真是可怕。

涂抹痱子粉，让痱子发挥不了作用

夏天的痱子真让人苦恼不已，不过没有关系，你可以涂抹让痱子发挥不了作用的痱子粉。在涂抹之前，一定要将皮肤洗得干干净净，要不然痱子粉可能会粘上皮脂或者汗液，很容易堵塞毛孔。这样不但没有抑制痱子，反而会形成恶性循环。洗完澡之后，涂抹上香喷喷的痱子粉，它能

好痒啊，挠挠！

够止痒、杀菌，还可以预防痱子呢！

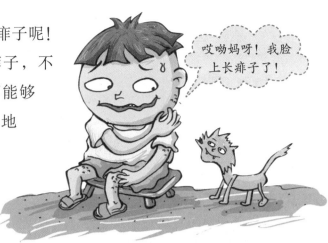

哎呦妈呀！我脸上长痱子了！

虽然痱子粉可以防治痱子，不过它可是外用药，是坚决不能够吃的。如果想让痱子粉更好地发挥它的"本领"，可千万不要吃辛辣、油腻的食物，因为这样的食物会让皮肤更加糟糕。当然，如果不小心将痒痒的皮肤抓破，千万不要涂痱子粉，否则会让皮肤受到伤害。长了痱子的小孩子不能涂和大人一样的痱子粉，因为大人痱子粉里含有薄荷脑、冰片，而在小孩子的痱子粉里，这些成分的含量要少很多。而且大人痱子粉里面含有硼酸，小孩子的痱子粉里是坚决不允许有这一种成分的。

长了痱子用痱子粉，止痒、杀菌、镇痛。

湿疹和痱子是一回事吗

很多人总是把湿疹和痱子弄混，那么湿疹和痱子是一回事吗？答案当然是否定的。痱子一般的症状要比湿疹轻得多，而湿疹一般在早期或急性阶段时，患处有成片的红斑，密集或分散的小丘疹，或是水泡，严重时就会出现大片渗液及糜烂，这看起来真的很吓人啊！湿疹有很多种形态，容易减轻，但是有时候也容易复发。

咦？这是什么？黑乎乎的

悄无声息出现的 痣

你没我好看！

辛迪·克劳馥的脸颊上有一颗痣——真美！玛丽莲·梦露上嘴唇的那颗痣也很有名——真可爱！痣对于我们来说并不陌生，每个人身上多少都会长几颗痣，不过有些痣是生来就有的，而有些痣什么时候会出现我们并不十分清楚。它就像个淘气的孩子，总喜欢跟我们玩捉迷藏，也许今天你没有看到它，不知道什么时候就会出现在你的身上，给你一个"惊喜"。

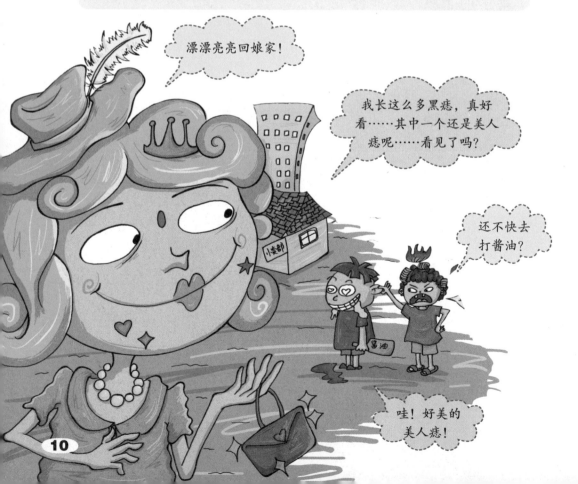

漂漂亮亮回娘家！

我长这么多黑痣，真好看……其中一个还是美人痣呢……看见了吗？

还不快去打酱油？

哇！好美的美人痣！

人体上无处不在的痣

痣长在皮肤上，是人身上最常见的。几乎每个人身体上都有，有的人长得多，有的人长得少。它们的颜色有粉红色、淡咖啡色、深咖啡色或黑色；形状有圆或椭圆。痣可以是突出的，也可以是平的。突出的痣叫皮内痣；略微高出皮面的叫混合痣；而平平的痣就是交界痣。痣可以是一小点，也可以是一大片。

当皮肤中的黑素细胞集中到了一点，而不是均匀散布于皮肤各处时，就有可能形成痣。黑素细胞是一个小小的颜料工厂，能让皮肤呈现颜色。人皮肤中的黑素细胞是大致相同的。颜料工厂中如果颜料（黑色素）多，皮肤颜色就比黑色素少的皮肤要深。这就是为什么东方人比西方人黑的原因。如果皮肤中的黑素细胞造不出颜料，那么这个人就是白化病患者。如果颜料成了一块一块的，脸上就会出现雀斑，雀斑可不是痣！

痣的生命周期很有趣

痣的生命周期是很有意思的。等等，我们说的不是人身上的小点吗？可不是说小动物啊！不过和小动物一样，痣也有它的生命周期，没有人能够确切地知道痣为什么会形成，但就像头发和眼睛的颜色那样，痣是由基因决定的。因此，如果你长有许多痣，那就要怪你的父母了。每一百个刚出生的婴儿中就有一个身上长着明显的痣，当然将来也可能会有新的痣长出来。

在人成长的同时，痣也会跟着一起长。在孩子们身上，痣出现的时候是扁平的小点，和雀斑很像。等到了十几岁，新一批的痣就会冒出来。因此到了青春期，你收获的不仅是青春痘，还有一批痣呢！大约40年以后，痣就会开始褪色，变老了的痣还可能会突然变成一个圆顶，或是一个软软的球，它会陪伴着你一直到生命尽头。

当一颗新痣冒出来的时候，千万不要吃惊。因为任何时候都有可能长出新痣。

痣恶变的各种信号

每个人的身上都有痣，只有很少数会恶变，如果遭遇了痣恶变，那是多么可怕啊！那么，怎么才能知道一颗痣是否会发生恶变呢？

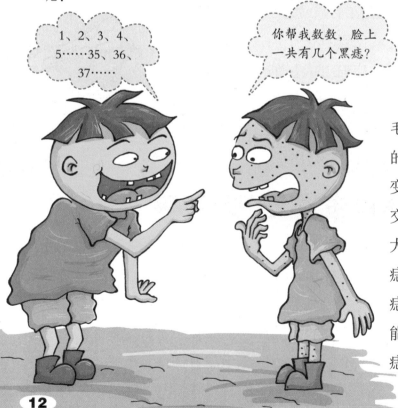

一般地说，像毛痣这种成熟类型的痣是不会发生恶变的。如果出现了交界痣，那就有很大可能是不成熟的痣。凡是不成熟的痣都会有恶变的可能，所以对于交界痣，我们需要提高警惕。

如果你的手掌、脚底等部位出现了色素痣，可要小心了，因为摩擦多的地方很容易诱发癌变，所以这样的痣一定要除去。其他的色素痣如果有可能发生恶变，常常会出现一些先兆：当一颗痣莫名其妙地开始发红、发炎，或者颜色突然加深；边缘变得模糊不清，或者颜色一边深一边浅；表面由原来的光滑变得粗糙，有出血等状况。这时候，一定要警惕，因为皮肤上出现了痣，一般都没有不适的感觉，如果突然出现了痒痛感，就要警惕痣恶变的可能了。

让你们都败在我的石榴裙下。

痣多的人更能留住青春，更长寿

英国一项最新的医学研究发现，长痣还有意想不到的好处。身上痣愈多的人，更能留住青春的脚步，甚至更长寿。

伦敦大学国王学院的科学家，对1800多对双胞胎进行了比较研究，发现身上痣愈多的人（超过100个以上），体内的端粒比身上的痣不超过25个的人要长。端粒是染色体末端结构，随着细胞老化和失去分裂能力，会逐渐缩短长度，所以，端粒愈长显示细胞老化愈慢。痣多的人患皮肤癌的风险可能高一些，但是他们衰老得慢，而且较不易患与老化相关的疾病，例如心血管疾病、骨质疏松症等。

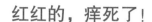

红红的，痒死了！

痒痒的肿块
——皮疹

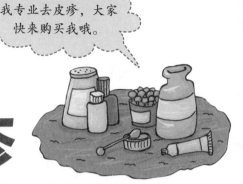

我专业去皮疹，大家快来购买我哦。

人类最大的器官你知道是什么吗？是皮肤。它覆盖我们的全身，有保护体内各种组织和器官不受伤害和侵袭的作用。

健康的皮肤对我们人体来说非常重要，可是有的时候皮肤也会长起红红的、痒痒的肿块，让你一直都想抓。这肿块是什么呀？这么吓人。它就是令人讨厌的皮疹。

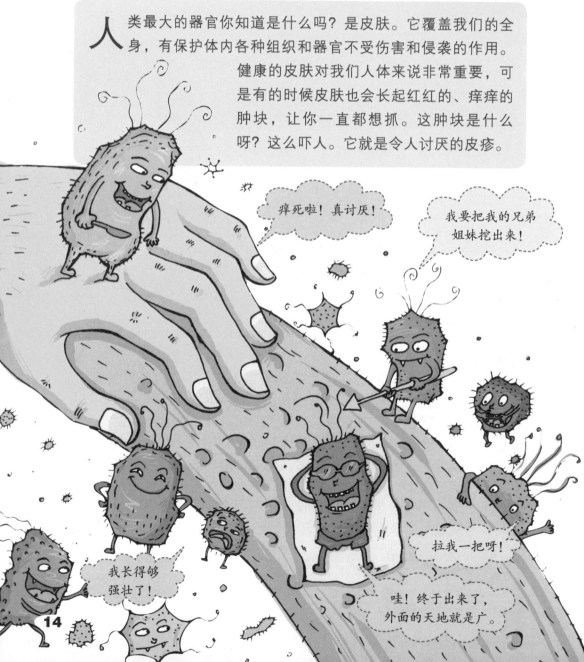

痒死啦！真讨厌！

我要把我的兄弟姐妹挖出来！

我长得够强壮了！

拉我一把呀！

哇！终于出来了，外面的天地就是广。

14

像火山一样爆发在身上的皮疹

皮疹是一种皮肤病变，刚开始的时候只是皮肤的颜色有所改变——一点点变红。慢慢地，皮肤表面就会隆起或者发生水疱。它形式多样，可分为麻疹、水痘、脓疱等。皮疹就像火山一样，有时候在你的皮肤上也会爆发。和火山不同，你身上形成的是红点、红块或水疱。得了皮疹，它的患病面积很大，并且发红，看上去就像被水煮了一样，感觉真是恶心呀！

皮疹一般是发痒的肿块，而皮疹块有许多种类型。其中，大水疱有硬币那样大小，里面都是液体，由有毒的蔓藤植物或刺激皮肤的东西引起。一提起荨麻疹，人们都会想起那独特的、红白色的鞭痕。不过，所有的荨麻疹都是皮疹，但不是所有的皮疹都是荨麻疹。还有斑片疹、面包皮疹和鱼鳞疹，这些就不用多说了，看它们的名字就知道是什么样子的。

不同的皮疹发生的位置也不同

有很多的东西会导致皮疹的发作，比如有毒的植物、病菌、过敏，甚至天热。事实上，你的身体不喜欢的任何东西都有可能导致皮疹。如果发生了荨麻疹，那是你的身体在告诉你，有一件糟糕的事情发生了——过敏。某些食物、药物、动物毛发、香水、有毒的藤蔓植物等东西有时会和人体合不来，而被接触部位的皮肤努力想要摆脱，它们就只能提起"抗议"，从而导致了皮疹的发生。

但就像美貌一样，皮疹也是肤浅的东西。基本上，你的皮肤就像一个生日蛋糕——分为好几层。最上面能看见的一层叫表皮，它其实是死皮；表皮下面是真皮，真皮是活的，里面有血管、神经、毛发根和新的皮肤细胞；最下面的是皮下层，这一层里有脂肪细胞、油脂腺和汗腺。不同类型的皮疹会形成在皮肤的不同层面上。

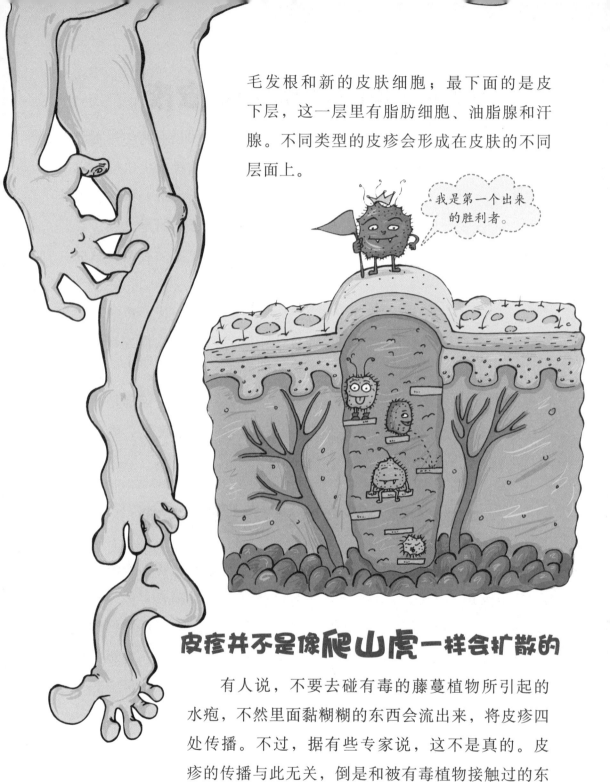

皮疹并不是像爬山虎一样会扩散的

有人说，不要去碰有毒的藤蔓植物所引起的水疱，不然里面黏糊糊的东西会流出来，将皮疹四处传播。不过，据有些专家说，这不是真的。皮疹的传播与此无关，倒是和被有毒植物接触过的东西，如衣物、鞋、背包以及你的皮肤有很大关系。

若你坐在床上脱掉被藤蔓粘到过的牛仔裤，冲了个澡，然后坐在床上相同的地方换了一件干净的衣服。不多久，这些皮疹就出现了。

有时候，你的身体会受到外来入侵者的攻击——病菌呀，细菌呀，还有真菌。这些入侵者造成了各种各样的皮肤问题：像因为病毒而出现的感冒疮，它总出现在嘴巴附近，你甚至没办法遮掩那些恶毒的、流着水的肿块；因为细菌而出现的脓疱，它总是在脸上结痂又出水，真恶心；还有因为真菌造成的一块块头皮癣，真是令人讨厌。

不管是哪种皮疹，相信你都不想患上其中任何一种。不过，坏消息是这种情况很有可能发生，好消息是很多种皮疹会自动痊愈。如果它们拒绝离开，医生会让你吃药，强迫它们消失掉。

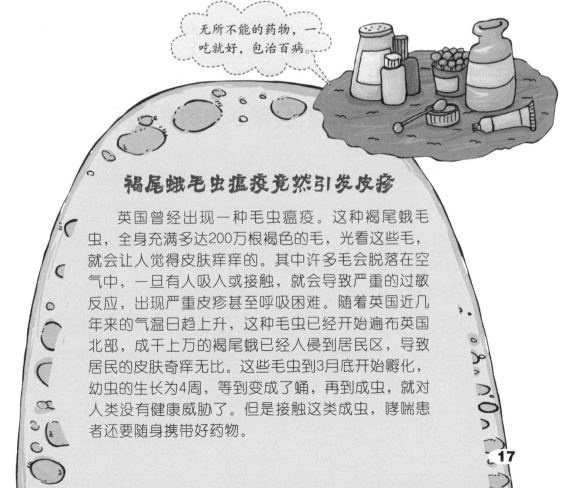

无所不能的药物，一吃就好，包治百病。

褐尾蛾毛虫瘟疫竟然引发皮疹

英国曾经出现一种毛虫瘟疫。这种褐尾蛾毛虫，全身充满多达200万根褐色的毛，光看这些毛，就会让人觉得皮肤痒痒的。其中许多毛会脱落在空气中，一旦有人吸入或接触，就会导致严重的过敏反应，出现严重皮疹甚至呼吸困难。随着英国近几年来的气温日趋上升，这种毛虫已经开始遍布英国北部，成千上万的褐尾蛾已经入侵到居民区，导致居民的皮肤奇痒无比。这些毛虫到3月底开始孵化，幼虫的生长为4周，等到变成了蛹，再到成虫，就对人类没有健康威胁了。但是接触这类成虫，哮喘患者还要随身携带好药物。

哇，痛死了！

长在脸上的
"针刺"
——粉刺

你有过这样的经验吗？早上一醒来就会觉得脸上的某个地方又红又痒，还伴有疼痛感。仔细一看，会发现有个小"疙瘩"，略带白色。如果你不小心将它弄破，就会有黄白色的、黏糊糊的液体流出，真是太恶心了！这个犹如针刺般的小"疙瘩"就是粉刺。

因皮脂堆积而长出的粉刺

粉刺是一种圆锥形的小红疙瘩，如果你用手挤破，就会看到一些白色的分泌物。这些恶心的东西是什么？难道是螨虫？别害怕，其实它只是堆积在毛孔里面的油脂而已。如果你的脸上长了粉刺，真是太让人难为情了，不但影响外貌，而且会带来很大的精神痛苦。你知道这些可恶的粉刺到底是从哪里来的吗？粉刺是发生在毛囊皮脂腺的慢性皮肤病，发生的因素多种多样，不过最直接的原因是皮脂堆积堵塞了毛孔。人的毛囊和皮脂腺是连在一起的，皮脂腺用来分泌皮脂，而皮脂存在的意义就是通过毛孔来滋润皮肤和汗毛。当皮脂腺分泌的皮脂太多的时候，就不是件好事了。因为过多的皮脂会把皮脂腺和毛囊的连接处堵住，这种感觉就像堵住鼻子和嘴阻止呼吸一样，实在是太难受了。一旦皮脂腺被堵住，就会有更多的皮脂堆积起来，时间长了，还会引发感染，于是脸上就会长出可恶的粉刺。

有些人天生皮脂分泌旺盛，或者压力大都会引发粉刺；有些化妆品的残渣会堵住毛孔，从而也会引发粉刺。粉刺有时会出现在肩膀等部位，但是由于皮脂腺主要集中在脸部，所以，比起其他部位，粉刺还是最喜欢出现在脸部。

最喜欢在青春期出现的粉刺

大家一定都知道，青春期刚开始的时候，粉刺活动最为猖獗。为什么粉刺喜欢出现在青春期呢？

青春期是一个重要的时期。在这期间，性激素会大量分泌，从而

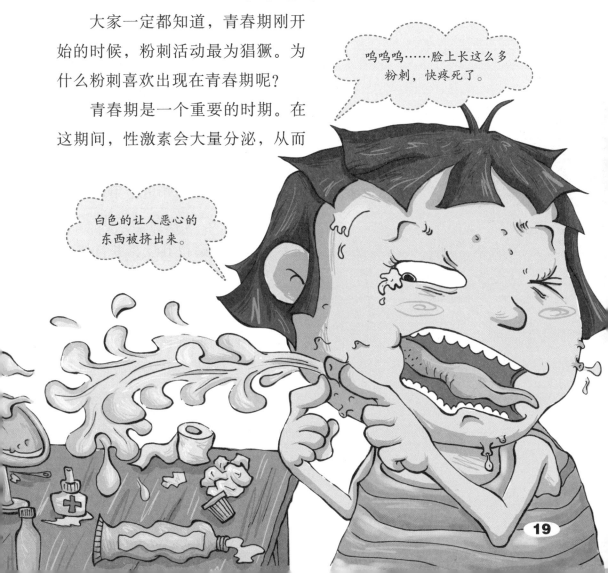

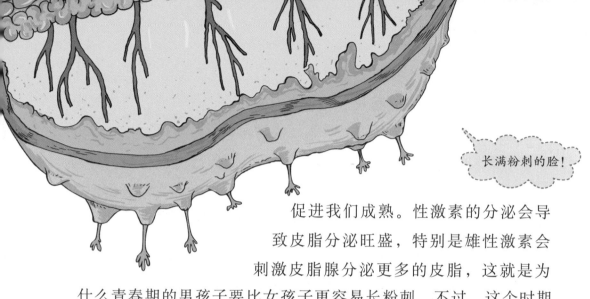

促进我们成熟。性激素的分泌会导致皮脂分泌旺盛，特别是雄性激素会刺激皮脂腺分泌更多的皮脂，这就是为什么青春期的男孩子要比女孩子更容易长粉刺。不过，这个时期长出的粉刺并不会长久存在。当青春期结束的时候，它也会一并消失，所以我们才把它称为"青春痘"。

怎样告别可恶的粉刺

随着时间的推移，脸上的粉刺会慢慢消失，可是每当照镜子的时候，看着红红肿肿的粉刺，还是情不自禁想用手把它挤破，并用指甲毫不留情地去惩罚它。其实这样会适得其反，并且使脸上的皮肤越来越糟。我们应该怎样做，才能预防和治疗粉刺呢？

也许你会认为，既然是皮脂分泌过多而堵住毛囊，那每天多洗几次脸，不就可以将皮脂清洗干净吗？如果清洗面部次数过多，使劲揉搓

魔镜，我是不是世界上最漂亮的？

20

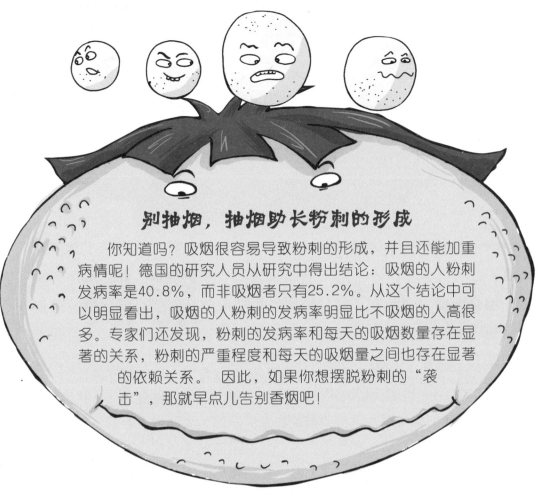

别抽烟，抽烟助长粉刺的形成

你知道吗？吸烟很容易导致粉刺的形成，并且还能加重病情呢！德国的研究人员从研究中得出结论：吸烟的人粉刺发病率是40.8％，而非吸烟者只有25.2％。从这个结论中可以明显看出，吸烟的人粉刺的发病率明显比不吸烟的人高很多。专家们还发现，粉刺的发病率和每天的吸烟数量存在显著的关系，粉刺的严重程度和每天的吸烟量之间也存在显著的依赖关系。 因此，如果你想摆脱粉刺的"袭击"，那就早点儿告别香烟吧！

粉刺会刺激到皮肤，更容易引发感染。所以要合理安排时间，坚持每天早晚用温水和洗面奶轻轻按摩脸部。最好不要用油性成分过多的化妆品，这样会使粉刺更加严重。因为手每天都会触碰太多的细菌，所以不要经常用手触碰脸部，更不要总去接触粉刺。不要因为不能忍受粉刺的痛苦而随便使用药物，如果不想让脸因粉刺而变得凹凸不平的话，可以到医院去咨询一下医生。

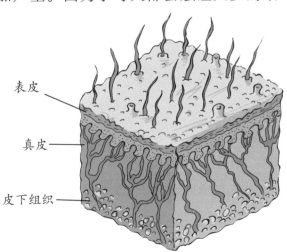

表皮

真皮

皮下组织

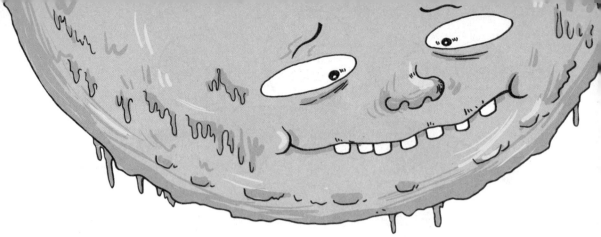

厚厚的，真令人困扰！

使人发胖的 脂肪

当 你走在大街上的时候，是不是总会看到一些胖乎乎的人？
他们迈着沉重的步伐，每走一步都给人 "身负千斤" 的感
觉。我们都知道，这些圆滚滚的身体是因为脂肪过多所致。或许
你会认为，脂肪实在是太恐怖了，它根本就是造成人类肥胖的罪
魁祸首。其实它是"无罪"的，想知道原因吗？那我们就一同来
了解一下脂肪吧！

被人们误解的脂肪

一提到脂肪，很多人都会情不自禁地将它与肥胖联系在一起。
确实是这样，肥胖是因为人体中的脂肪层过厚而引起的。脂肪属于
油脂类，并不溶于水。细胞在储备脂肪的时候，不需要同时储存
大量的水。相同质量的脂肪能够提供比糖类多得多的能量，因此储
存脂肪要比储存糖类划算得多。如果不经常锻炼，那么脂肪就会累
积，并且越来越多，这时候就会自然而然地引发肥胖。

过多的脂肪不但会给人们带来行动上的不便，而且由于血液中
的血脂过高，还可能诱发高血压和心脏病。目前，这两种病出现的

几率正在不断增加，甚至有很多人因此丢失了生命，真是可怕啊！不过，实际上脂肪对生命的存在非常重要，如果没有了它，就没有生命可言。所以，适当的脂肪会维持生存，只是不要过多，别让本应该成为生命支柱的脂肪，变成危害生存的"恶霸"！

脂肪给生物提供能量，是人类必需品

或许很多人都会问，人体的大部分能量都是由糖来提供的，那要脂肪干什么呢？这你就不知道了吧！脂肪也为身体提供能量，

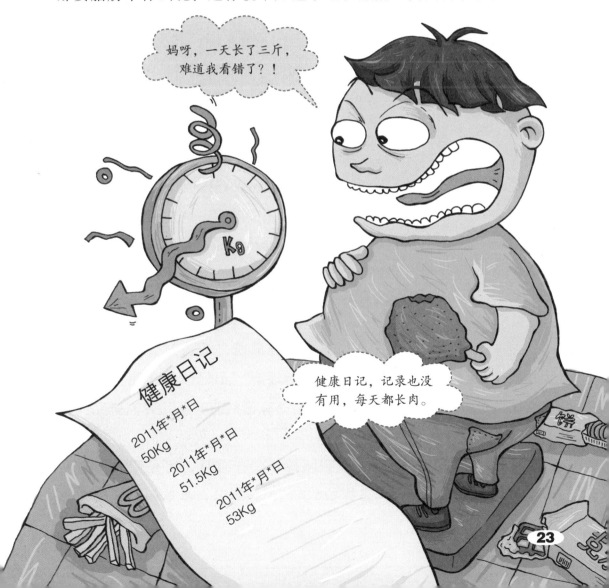

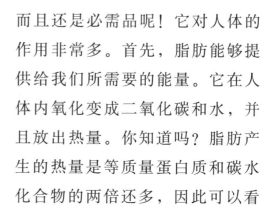

而且还是必需品呢！它对人体的作用非常多。首先，脂肪能够提供给我们所需要的能量。它在人体内氧化变成二氧化碳和水，并且放出热量。你知道吗？脂肪产生的热量是等质量蛋白质和碳水化合物的两倍还多，因此可以看出，它是身体热量的重要来源；其次，脂肪是构成身体组织的重要物质。它是构成身体细胞的重要成分之一，尤其是脑神经，肝脏、肾脏等重要器官中都含有很多脂肪；第三，脂肪能够调节生理机能。

因为它并不是良好的导热体，所以皮下的脂肪组织就构成了保护身体的隔离层，防止体温的扩散。它不仅有保持体温的作用，还可以为身体储存"燃料"作为备用。吃进脂肪以后，一时消耗不完的部分可以存在体内，等身体需要热量时再利用。

脂肪的"记忆"功能

不知道你有没有发现，很多人在减肥之后，过了不久又会再胖回来，这是怎么回事？难道脂肪还有"记忆"的功能？其实，不仅仅是脂肪，身体中的每个细胞都有记忆的功能。美国研究人员发现，在节食减肥人群中，大约有一半的人以失败告终，其中的原因就是，虽然这些人通过减肥减掉了一些重量，可是脂肪细胞有记忆功能，它能够将信息保留6年之久。所以，当他们感到饥饿的

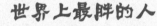

时候，脂肪细胞就会毫不留情地将库存重新填满，甚至还能扩大。因此，如果单纯靠减少热量来减肥，很可能发生体重反弹，有的人甚至会更重。通过节食减肥，虽然看上去可能的确是瘦了许多，但这种减肥并没有减少脂肪细胞，只是使得它们变小了一些。所以，一旦这样的脂肪细胞再次"反弹"，就可能会导致你的身体比以前更胖。不过，你可以定期调整饮食结构并且坚持做运动，从而来删除脂肪的"记忆"功能。如果你是个胖墩，并且想摆脱这种身材，那就赶紧行动起来吧！

> 我是健康的脂肪粒！

> 好奇怪，我们都一般大呢。

> 每天跑步，锻炼身体又减肥！

世界上最胖的人

你知道世界上最胖的人是谁吗？他是墨西哥一个名字叫曼努埃尔·乌里韦的男子。他体重近于560公斤，已经成为了"世界最胖的人"，被收录在了《吉尼斯世界纪录》中。

皮肤上鼓起的小肉团
——疣子

在西方的动画片里，有很多整天面对着各种毒药的邪恶巫婆。在她们的脸上，总是能看到许多黄褐色的疙瘩，就好像是把一张癞蛤蟆的皮肤直接覆盖到了脸上一样，恶心极了！其实那就是疣子。你能想到吗？这种疣子很可能有一天会蹿到你的身上去呢！

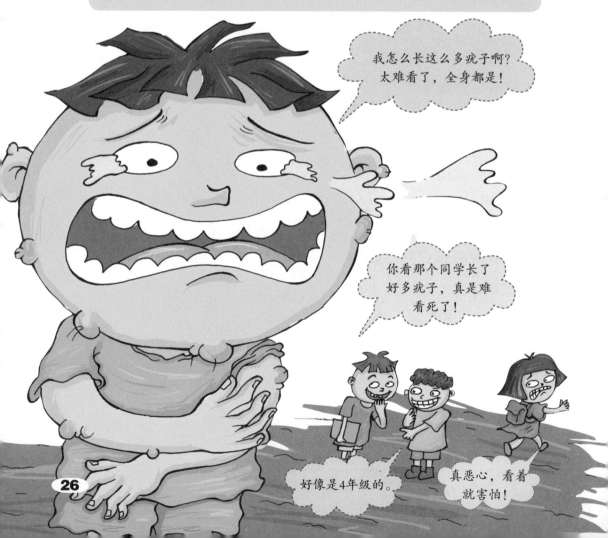

我怎么长这么多疣子啊？太难看了，全身都是！

你看那个同学长了好多疣子，真是难看死了！

好像是4年级的。

真恶心，看着就害怕！

26

像树皮一样覆盖在手掌上

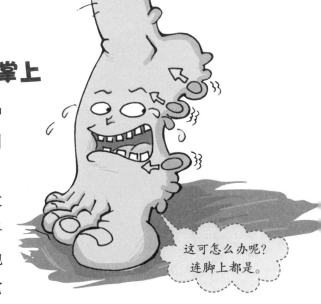

这可怎么办呢？
连脚上都是。

疣子俗称"瘊子"，是一种常见的病毒性皮肤病，由一种叫做"人类乳头瘤"的病毒引起。如果在空气中，有一块儿带有大量这种病毒的灰尘掉落到你的手上或者身上，而你又没有及时地清除它，那么你就要倒霉了。它就会很快地在你的身上安家。人类乳头瘤病毒是一种比细菌还要小几千倍的最简单生命体。当这些小家伙们到达皮肤上时，它们会迅速钻进皮肤细胞中，就像寄居蟹一样，居住在皮肤细胞的细胞核中，以里面的养分为生。并且它们还会无限地分裂繁殖，最终掌握皮肤的主导权。到了这个时候，皮肤细胞就不再受大脑的管辖了，而会像一个叛徒一样唯病毒的命令是从。紧接着，在不经意间，这些叛变的皮肤细胞就会开始疯狂吸取血液输送过来的养分，并拼命地分裂繁殖着，以便给病毒开拓更多的生存空间。不过，这个时候的细胞已经不是原来的皮肤细胞了，而是一种在病毒的感染下，形成的变异细胞。因此，当这些细胞在一夜之间成长起来了以后，你就能看到覆盖在手掌上的那一层，就好像树皮一样，让人不寒而栗的可怕东西了。

疣子内集满了散发着恶臭的脓液

其实严格说起来，疣子算是在人体的表皮组织中，生长最为旺盛的。也就是说，当人体长出疣子的时候，大脑并没有认为它已经"叛变身体"，而是认为它仍然是组成身体的一部分。因此，对于

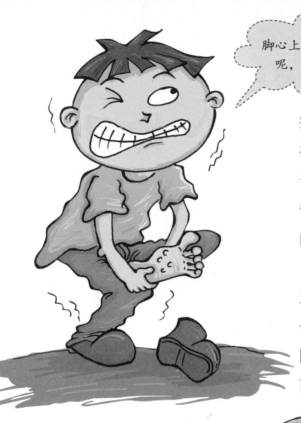

脚心上也是，走路也不方便呢，真想把它割下来。

疣子的生长，人体并没有任何抵触，相反还很欢迎，会在疣子迅速生长的时候，将毛细血管伸到疣子里去，继续为疣子的生长提供养分支持。

不过，疣子毕竟已经不是正常的皮肤细胞了，所以看上去就像花菜一样蓬松且充满缝隙，并没有紧凑的结构抵挡细菌的入侵。这样一来，细菌就

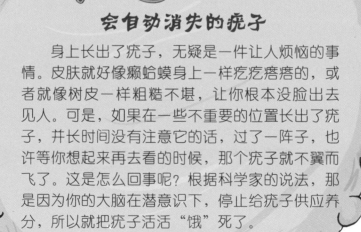

会自动消失的疣子

身上长出了疣子，无疑是一件让人烦恼的事情。皮肤就好像癞蛤蟆身上一样疙疙瘩瘩的，或者就像树皮一样粗糙不堪，让你根本没脸出去见人。可是，如果在一些不重要的位置长出了疣子，并长时间没有注意它的话，过了一阵子，也许等你想起来再去看的时候，那个疣子就不翼而飞了。这是怎么回事呢？根据科学家的说法，那是因为你的大脑在潜意识下，停止给疣子供应养分，所以就把疣子活活"饿"死了。

可以轻松地穿过疣子上的缝隙，到达里面的皮肉组织兴风作浪了。也正因为如此，我们看到的大部分长有疣子的患者，在他们的疣子里，总是能流出一些黄色的脓液。当然，这还只是一些表象，如果用一把刀将他们身上的疣子切开的话，那么你一定能看到一幅一辈子都忘不掉的景象：血肉已经溃烂得不成样子，腐败得发黑的血液混合着黄色的脓液，静静地在肉缝中流淌着，一股死老鼠身上才有的恶臭扑鼻而来，让人头皮发麻。

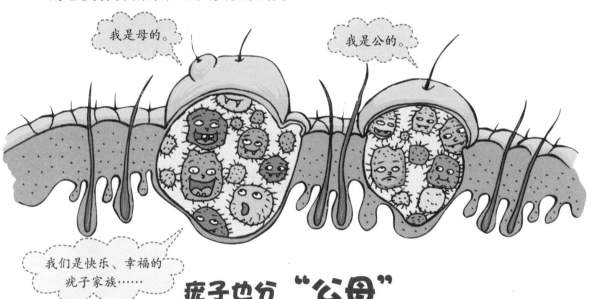

疣子也分"公母"

　　人们总说疣子也分公母，那该怎么来区分呢？一般先长出来的、个儿大的疣子传染性强一些，被称为所谓的"母疣子"。之所以说它是母的，是因它有可能再发展到别的地方，有时一个"母疣子"会因自我接种感染而突然增多。而"公疣子"只局限生长在一个地方，而且不会扩大恶化。因此，以后要是发现自己长了疣子，千万要看看是"公疣子"还是"母疣子"。要是"母疣子"的话，可要千万注意啦！因为不知道哪天它就会一下子"生"出来好多小疣子，那你的身上可就惨啦！

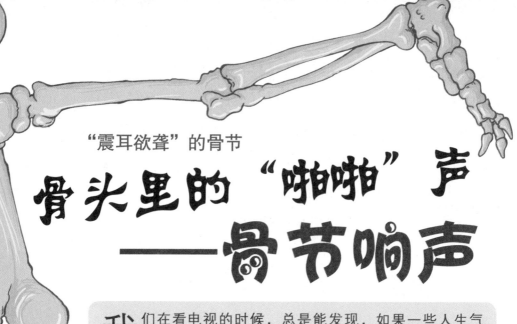

"震耳欲聋"的骨节

骨头里的"啪啪"声
——骨节响声

我们在看电视的时候，总是能发现，如果一些人生气地使劲握住自己的拳头，能发出一连串"噼里啪啦"的骨碎声响，就好像他把自己的骨头真的捏碎了一般。这实际上就是医学上所说的骨节响声。

骨节中气泡的爆炸

人们一般把两块骨头连接的部位称之为关节，也有人叫它骨节。而当两块骨头突然弯曲，或者是猛烈压迫关节的时候，就能听到一声声好像骨碎一般的噼啪声响，这是怎么回事呢？原来，在关节里面，有许多像蛋清一样的液体，其中含有大量的空气和二氧化碳。这些含有空气的液体原本是为了润滑骨头，因为如果没有任何的润滑剂，而两块骨头长期摩擦在一起的话，就会很容易造成骨头的损伤。不仅如此，这些液体同时还承担

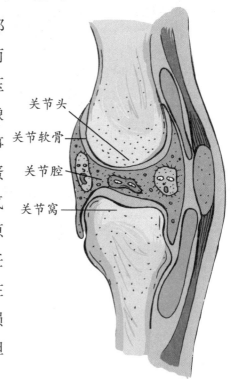

关节头
关节软骨
关节腔
关节窝

着为某些机体提供养分的工作，以及负责消灭细菌和清除关节中一些垃圾。

这些液体中间的气体，平时都会自发地聚集到一起，并形成一个一个气泡。如果我们刻意地去压迫两块骨头，进而挤压这些液体的话，液体中的气泡就会轰然炸开，发出清脆的声响。气泡发生爆炸了以后，就会化作许多小气团分散到液体中去。因此，在关节发出了一次响声以后，常常要等上至少一刻钟，才能再次发出响声。

经常性的骨节响是疾病的先兆

现在我们知道，关节发出响声，是因为这个地方大量液体中含有的气泡突然爆炸所致，但并不是说，所有的关节响声都是如此。还有

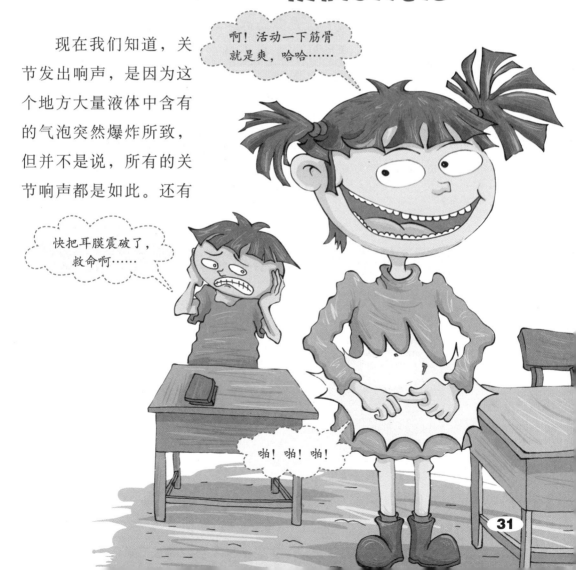

啊！活动一下筋骨就是爽，哈哈……

快把耳膜震破了，救命啊……

啪！啪！啪！

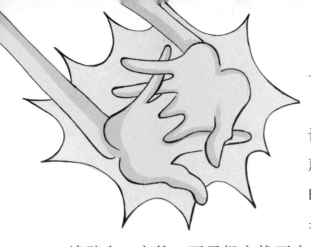

一种关节响声是由于关节中的润滑液体过少，突然一下子运动，让关节中出现了真空，最终导致声响。这个原理其实和经常见到的吸盘一样。不妨试想一下，如果我们把一个小吸盘贴在光洁的墙壁上，突然一下子把它拔下来，就会发出"砰"的一声脆响。对，在关节中发出的响声就和这个响声是一样的。

一般来说，关节润滑液减少的话，人们的关节会很容易发出响声。当我们坐的时间久了，突然站起来，或者是伸个懒腰，都会很容易造成关节响。不过这种情况是十分危险的。因为润滑液体的减少，会使关节旁的两根骨头像两根木棒一样，在不断运动中相互摩擦，最终将骨头的表面组织破坏。这个时候，细菌趁虚而入，把骨头内部侵蚀得像死老鼠一样腐败，恐怕就只能选择忍痛不要这一截骨头了。因此，经常性的关节响声绝对不是什么好兆头，而是某些疾病的征兆。

润滑液体的减少容易造成关节化脓

当关节内的润滑液体变得越来越少，或者是出现某些不正常的时候，细菌就会蜂拥而入。这些无恶不作的家伙们，疯狂地残食着关节周围

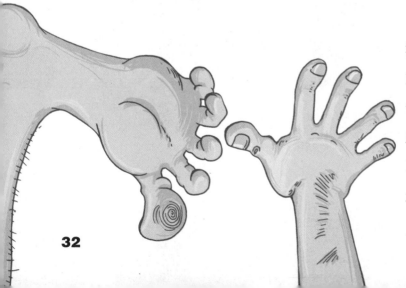

的组织。这个时候，身体当然会派出大量能够吞噬细菌的白细胞，来到关节处与罪恶的细菌交战。我们知道，白细胞和细菌死亡以后，会形成一种黄白色的黏稠液体，那就是脓液。一般来说，在其他部位，如果出现了化脓的现象，身体会通过肌肉和血管把脓液回收。但是关节可就不一样了。在这里，几乎没有肌肉和血管的覆盖，而且唯一能够清理废物的润滑液体也减少到了一个可怕的地步，因此那些脓液就只能不断地淤积在这里。随着脓液的淤积，会腐败发臭直至产生一些毒素，这些毒素不断刺激着周围的组织细胞，最终造成炎症反应，也就是我们所说的关节炎。要是到了这个时候，还不想办法清除关节中间的脓液的话，等到脓液侵入到了骨骼之中，恐怕只能跟你的骨头说拜拜了。

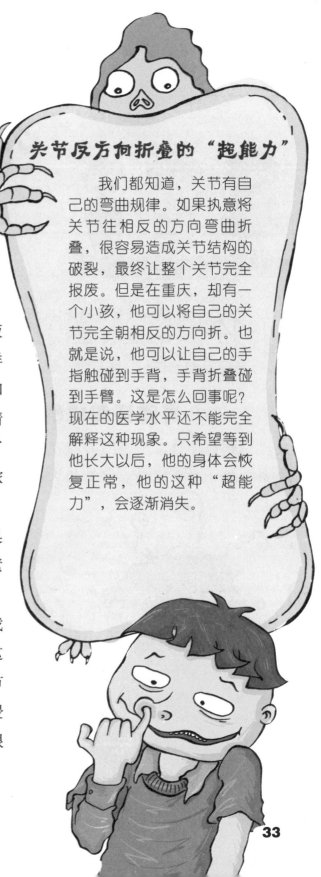

关节反方向折叠的"超能力"

我们都知道，关节有自己的弯曲规律。如果执意将关节往相反的方向弯曲折叠，很容易造成关节结构的破裂，最终让整个关节完全报废。但是在重庆，却有一个小孩，他可以将自己的关节完全朝相反的方向折。也就是说，他可以让自己的手指触碰到手背，手背折叠碰到手臂。这是怎么回事呢？现在的医学水平还不能完全解释这种现象。只希望等到他长大以后，他的身体会恢复正常，他的这种"超能力"，会逐渐消失。

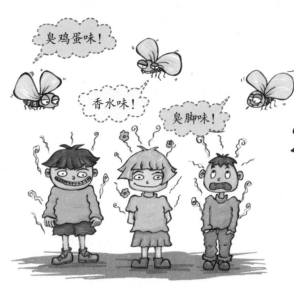

未见其人，先闻其味 ——体味

> **体**味就是人或者动物身体上散发出来的一种天然气味。如果没有一个直观的理解，那么你可以试着一个月不洗澡。等到一个月以后，再闻一闻自己身上的味道，那就是你的体味了。

导致汗臭味的 "罪魁祸首"

我们全身上下不同的地方具有不同的体味，比如脚上会有脚臭，腋下会有腋臭。要是几天不洗头的话，头发也会散发出令人

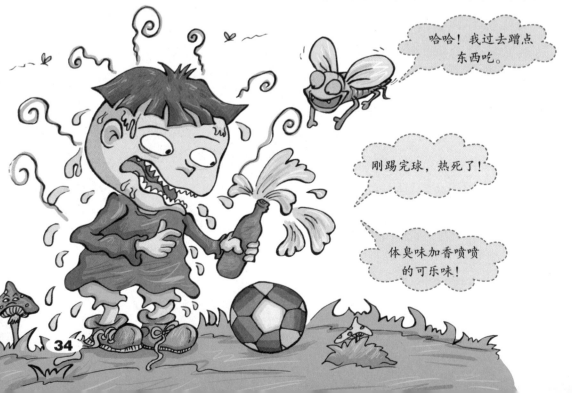

哈哈！我过去蹭点东西吃。

刚踢完球，热死了！

体臭味加香喷喷的可乐味！

恶心的味道。那么，体臭究竟是怎么产生的呢？原来，人有两种汗腺，一种是遍布全身的外泌汗腺，另一种是丛生于腋窝和腹股沟周围的顶泌汗腺，而顶泌汗腺就是体臭最主要的制造者，但真正制造麻烦的并非这种汗腺的分泌物。医学研究表明，汗腺的分泌物本身是无味的，只有当它们附着于皮肤并且和细菌起了一定的化学反应之后，才会散发出味道。细菌会以油脂为食，如果对细菌的活动听之任之，随着油脂的分解，便会散发出令人不快的味道。找到了体味产生的原因，也就意味着找到了解决的办法，现在医学技术已经能够解决体味的恶臭问题了。一旦发现身上具有某种明显的、不能让人容忍的臭味，那么要当心了，那可能就是体味来袭。

天天洗澡也无法根除体味

当然，如果仅仅只是汗水，根本就不可能有体味产生。因为，只要经常洗澡，把身上的汗水全部洗干净，不让汗水在身上停留，不就可以杜绝体味了吗？然而，事实并非如此，就算天天洗澡，对于有些人来说，恐怕依然难以杜绝体味的产生，这又是什么原因呢？

洗了澡，怎么还那么臭啊！

原来，在大自然中生活着许许多多细菌，其身体比灰尘还要小几百倍，用肉眼根本无法看到。它们无处不在，只要有适宜的生长环境，就会大量繁殖。不要怀疑，在你的身上，恐怕就生活着数以亿计的细菌。如果将眼睛变成医学上用的显微镜的话，你就会惊讶地发现，此时此刻，那些小家伙们就好像蚂蚁一样密密麻麻地攀附在你的身体上。不知不觉间，这些细菌已经开始在你的身上大口大口地享用汗水大餐了，它们会把汗水中的尿素等物质吞入腹中，经过自身的分解和消化，获得自己生存所必需的能量后，就会将剩下的物质形成粪便排出体外。因此，对于那些明明洗澡很勤快，却总是会发出一股怪味的人来说，身上就很有可能会有几百亿细菌的粪便呢！

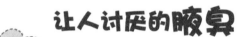

让人讨厌的腋臭

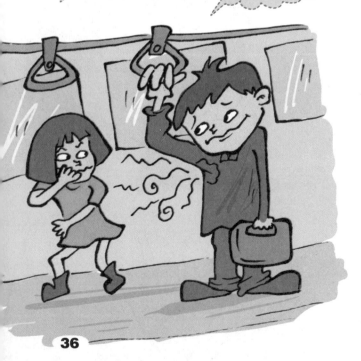

腋臭是指产生在腋窝的特殊气味，恶心得像狐狸分泌的气味，因此又被称为狐臭。它给人们的生活带来很多不便，那刺鼻而恶心的气味不但影响个人的形象，被别人闻到之后还会感到厌烦。它无论给人的身体还是心理都造成了很大的负担，很容易影响人的工作和生活。为

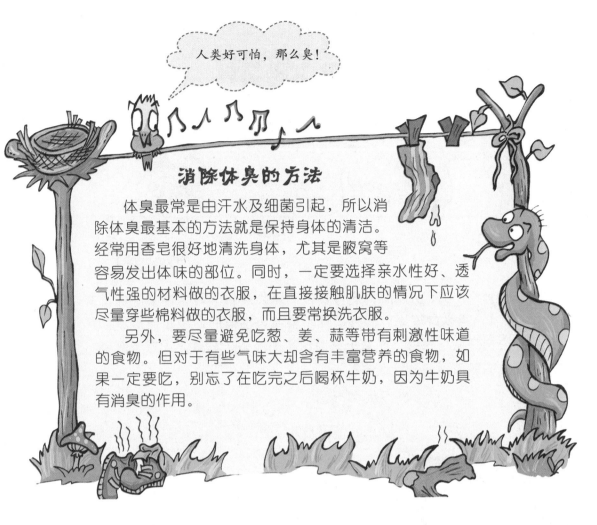

消除体臭的方法

体臭最常是由汗水及细菌引起，所以消除体臭最基本的方法就是保持身体的清洁。经常用香皂很好地清洗身体，尤其是腋窝等容易发出体味的部位。同时，一定要选择亲水性好、透气性强的材料做的衣服，在直接接触肌肤的情况下应该尽量穿些棉料做的衣服，而且要常换洗衣服。

另外，要尽量避免吃葱、姜、蒜等带有刺激性味道的食物。但对于有些气味大却含有丰富营养的食物，如果一定要吃，别忘了在吃完之后喝杯牛奶，因为牛奶具有消臭的作用。

什么有人会有腋臭呢？

原来，腋下有大量细菌寄生在大汗腺和周围组织附近，细菌把大汗腺排出的汗味分解，从而产生了令人恶心的气味。在一般人的腋下，其实都有细菌寄生，不过有的人汗腺比较发达，排出的汗液比较多，经过细菌作用而产生的气味就比较刺鼻；而有的人汗腺就没有那么发达，排汗量很少，因此就很少有或者没有那种刺鼻的气味。有腋臭的人应该少吃肉等油腻的食品，抑制刺激气味的产生，并且注意个人的卫生，减少臭味的散发。

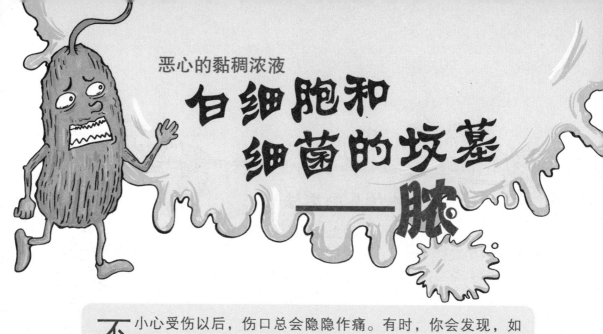

恶心的黏稠浓液

白细胞和细菌的坟墓——脓

不小心受伤以后，伤口总会隐隐作痛。有时，你会发现，如果伤口很深，而且护理不得当，伤口的血停止流出后，就会出现脓。这时，伤口上那黄绿色的液体，真是让人感觉恶心。这些脓液到底是什么呢？

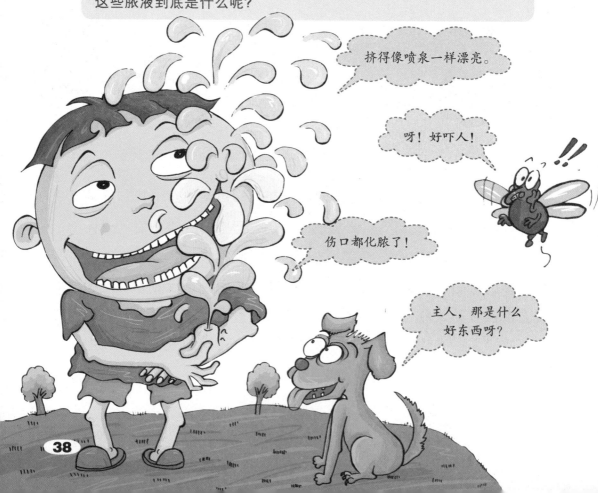

挤得像喷泉一样漂亮。

呀！好吓人！

伤口都化脓了！

主人，那是什么好东西呀？

脓是由细菌和白细胞的尸体组成的

众所周知，细菌存在于自然界中的各个角落，这些比米粒还要小几万倍的家伙们，随时等待着侵入人体。一旦皮肤出现了伤口，它们就会立刻趁虚而入，肆意破坏身体组织，最终让人生病。面对来势汹汹的细菌，众多的白细胞就会在大脑的号召下，随着血液来到伤口附近，用它们的身躯组成一道防线，与细菌展开生死决战。其实，白细胞是一种有着强大吞噬能力的特殊细胞，对于它们来说，众多的细菌就好像是香喷喷的米饭一般美味可口。于是，它们就会一口一口将细菌吞噬下去，在体内分解消化掉，最后排出体外。不过，白细胞的吞噬能力虽然强大，但终究还是有极限的。一旦白细胞吞噬的细菌数量超过了自己的吞噬能力的话，就会被活活"撑"死。因此我们最终看到的脓液，实际上就是数不清的细菌和白细胞支离破碎的尸体。

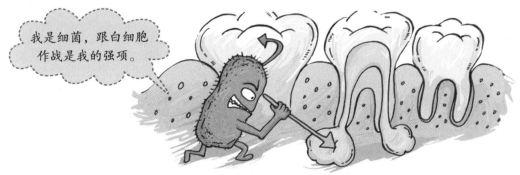

我是细菌，跟白细胞作战是我的强项。

化脓性细菌产生的脓液充满了毒素

大部分的脓液都是白细胞和细菌的尸体，但并不意味着所有脓液的产生都是如此。在自然界中还生存着这样一种细菌，它的名字叫"化脓性细菌"，顾名思义，就是一种利用本身条件，可以制造脓液的特殊细菌。和普通的细菌不一样，这些化脓性细菌有一种特殊的本领，那就是在被白细胞吞噬时会分泌出一种特殊的毒素，这种毒素会将吞噬自己的白细胞一个一个地杀死。而随着白细胞的死亡，

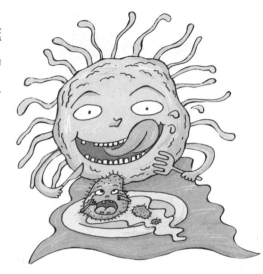

化脓性细菌就会在脓液中更加肆无忌惮地繁殖了，这样一来，脓液中的毒素就会变得越来越多，从而形成一个恶性循环。不仅如此，它们还会随着血液流淌到全身的各个角落。因此，如果被化脓性细菌入侵了，后果很严重，也许只由手指上的一个脓疱，就会造成整个手掌溃烂发臭。这也是医生对病人长了脓疱的部位进行截肢的原因，为的就是不让这些化脓性细菌扩散到全身。

没有细菌的脓液

虽然说细菌会引起脓液的产生，但是也不能把所有脓液的产生都归咎到细菌的头上，那样就真是冤枉它们了。其实，有一种脓液的产生和细菌一点儿关系也没有，而是与异物的嵌入刺激或者是骨质增生的刺激有关。也就是说，当一块铁片以一种非正常的方式进入体内，就会对周围的组织产生刺激作用，而这时受到刺激作用的组织会把异物误以为入侵的细菌，因此就会有源源不断的白细胞通过血液的流淌到达这里。当数以百万计的白细胞到达伤口的时候就会发现，这里根本就没有可以吞噬的细菌，那可怎么办呢？于是，这

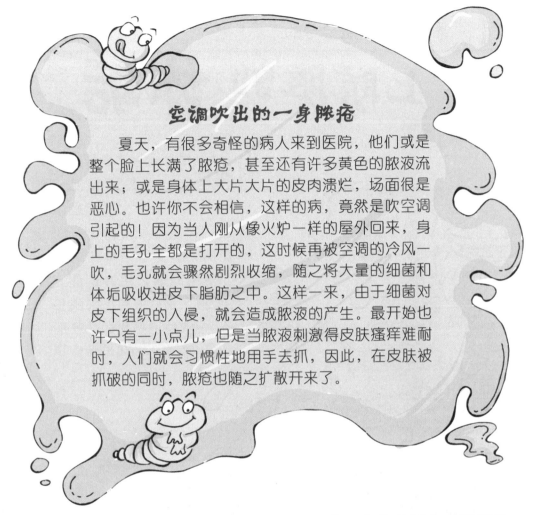

空调吹出的一身脓疮

夏天，有很多奇怪的病人来到医院，他们或是整个脸上长满了脓疮，甚至还有许多黄色的脓液流出来；或是身体上大片大片的皮肉溃烂，场面很是恶心。也许你不会相信，这样的病，竟然是吹空调引起的！因为当人刚从像火炉一样的屋外回来，身上的毛孔全都是打开的，这时候再被空调的冷风一吹，毛孔就会骤然剧烈收缩，随之将大量的细菌和体垢吸收进皮下脂肪之中。这样一来，由于细菌对皮下组织的入侵，就会造成脓液的产生。最开始也许只有一小点儿，但是当脓液刺激得皮肤瘙痒难耐时，人们就会习惯性地用手去抓，因此，在皮肤被抓破的同时，脓疮也随之扩散开来了。

些以细菌为食的白细胞们就会开始互相吞噬，有些甚至会对周围的组织细胞进行吞噬，从而造成组织的坏死。因此，体内如果不小心嵌入了异物的话，要尽快地取出来，要不然除了会造成非必要的脓液产生以外，还有可能会造成周围组织的坏死，为细菌的入侵创造条件。

好恶心的脓！

黑灰色的，脏兮兮的

身上肮脏的 体垢

在很久没有洗澡的人身上，总是能看到一些黑黑的东西，那就是体垢。如果你长时间没有洗澡的话，那么当你在浴室里的时候，用力在身上搓，那些被搓出来的长条状的可疑物体，就是你身上的体垢啦！

搓搓搓……哈哈！
真舒服！

浑浊的洗澡水！

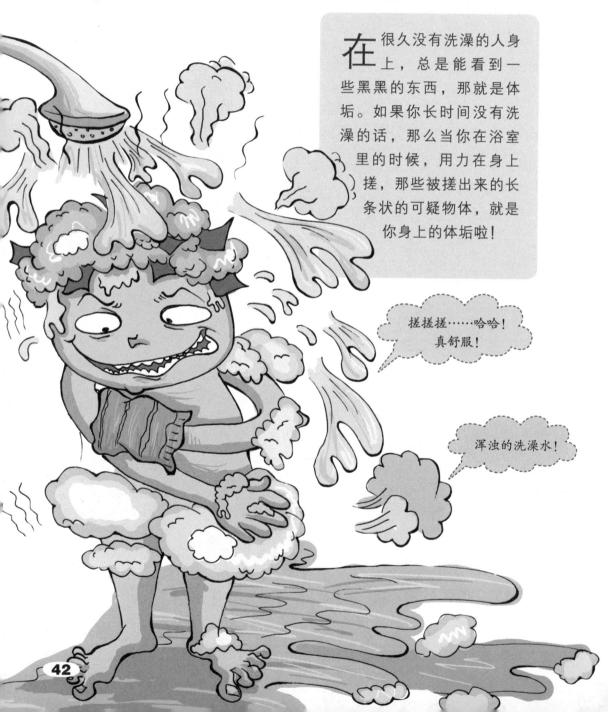

体垢就是被粘在身上的灰尘

在我们的身上，有不计其数的汗腺。而这些汗腺，使身体排出多余的热量，是保持身体稳定温度的重要保障。不仅是汗水，皮肤还会同时排出许多油脂，本来这些油脂是为了保护皮肤的，但是当油脂和汗水混合在一起的时候，就会在皮肤上形成一种黏液。这些黏液虽然无法看见，却可以感觉得到。如果很久不洗澡，身上那种粘粘的东西，就是这种汗水和油脂的混合物了。

这种黏液具有相当大的粘性，可以把周围的灰尘全部吸附过来，然后在皮肤不停地蠕动之下，黏液和灰尘搅拌混合在一起，形成糊糊一样的东西。接下来，当黏液之中的水分渐渐被蒸发，剩下的，就是一块块黝黑的体垢了。当然，这些体垢是十分微小的，用肉眼很难察觉，而且还经常躲藏在皮肤的褶皱处，因此我们常常感觉身上黏黏糊糊的，却什么也看不到。不过，如果在那些感觉黏黏糊糊的皮肤上洒一点水，再用手用力地搓几下，搓出来的那一团团黑糊糊的恶心东西，就是体垢了。

肚脐眼里的那些"肮脏事"

哇！肚脐里面怎么那么多的污垢啊？用手把这些恶心的污垢挖出来行吗？你可千万别用手挖啊，弄不好可是会出大事的。每个人都有脐带，胎儿要

哎呀！这是什么，好脏！

在母腹中生长发育，就必须不断地从妈妈身上摄取营养和氧气。然而，在母腹中，胎儿有嘴不能吃，有鼻无法呼吸。新生命在孕育过程中所需的一切，只能靠吸附在母体上的胎盘摄取，通过脐带输送到胎儿体内。当婴儿呱呱坠地以后，胎盘和脐带失去了原有的作用，完成了历史使命，于是医生就把它们从婴儿身上剪下。由于脐带上没有痛觉神经，婴儿也就不会感到疼。那剩下的一截过几天还会自行脱落，不过在人身上就出现了一个小小的肚脐眼。

每个人肚脐里都会有或多或少的分泌物存在，少量的分泌物反而起到保护作用，但分泌物过多或有棕色物质流出，就要看看是不是脐带受到感染了。凹陷的脐部是个阴暗的角落，非常容易积水积

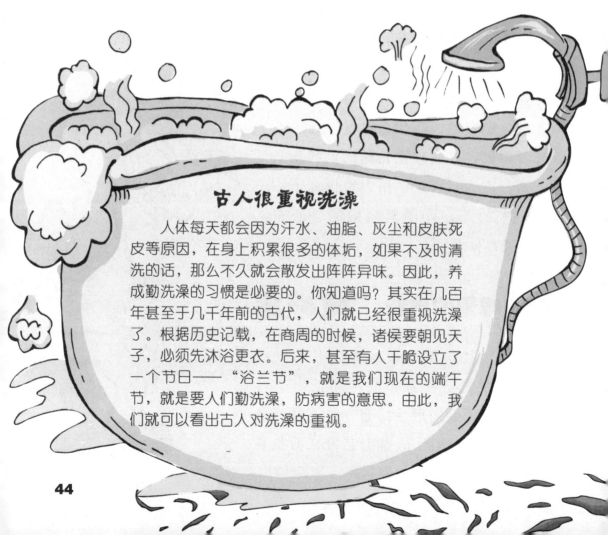

古人很重视洗澡

人体每天都会因为汗水、油脂、灰尘和皮肤死皮等原因，在身上积累很多的体垢，如果不及时清洗的话，那么不久就会散发出阵阵异味。因此，养成勤洗澡的习惯是必要的。你知道吗？其实在几百年甚至于几千年前的古代，人们就已经很重视洗澡了。根据历史记载，在商周的时候，诸侯要朝见天子，必须先沐浴更衣。后来，甚至有人干脆设立了一个节日——"浴兰节"，就是我们现在的端午节，就是要人们勤洗澡，防病害的意思。由此，我们就可以看出古人对洗澡的重视。

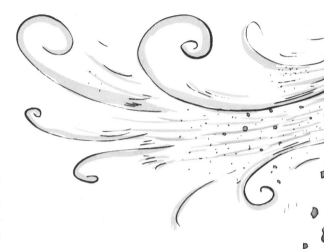

污，而且不易干燥，再加上温度适宜，是细菌良好的培养基地。肚脐眼并没有皮肤覆盖，所以如果护理不当，细菌很容易来到这里大肆繁殖从而引起脐炎。因此，这里就成了一个"藏污纳垢"的好地方。但是肚脐里面的这些污垢最好别用手去挖，因为它与人的内脏相连，用手挖可能会被手上的细菌感染，对自己造成伤害。

肮脏的搓澡巾！

"五颜六色"的色汗

平时见到的体垢颜色大多是黑色或灰色。你听说过蓝色的体垢和红色的体垢吗？别害怕，这些就是医生们常说的"色汗症"。色汗症为少见的现象，它是人体汗腺的功能失调，并在能产生色素的细菌作用下，分泌大量色素所产生的现象。色汗颜色可为黄色、黑色、青色、紫色、蓝色，其中黄色最常见。正是由于人体的皮肤上分泌了这些不同颜色的"色汗"，从而在有些人的皮肤上就产生了不同颜色的体垢，这样的情况听起来都令人害怕，更糟糕的是，到现在为止，还没有任何有效的药物和手段可以治愈这种奇怪的疾病。

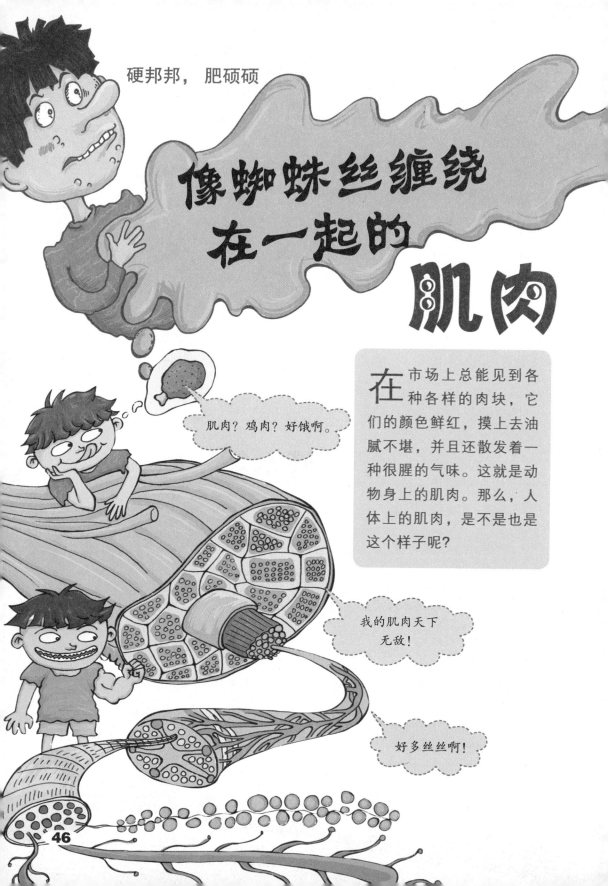

硬邦邦，肥硕硕

像蜘蛛丝缠绕在一起的肌肉

肌肉？鸡肉？好饿啊。

在市场上总能见到各种各样的肉块，它们的颜色鲜红，摸上去油腻不堪，并且还散发着一种很腥的气味。这就是动物身上的肌肉。那么，人体上的肌肉，是不是也是这个样子呢？

我的肌肉天下无敌！

好多丝丝啊！

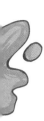

组成肌肉的是无数缠绕在一起的红色绳索

如果有一种魔法，把我们变得像细菌一样小，并能随意进入人体的话，那么，当我们顺着皮肤上的毛孔，穿过皮肤进入到肌肉中以后，就一定能看到这样一幕景象：一根一根红色的绳索相互缠绕在一起，它们的两头分别粘在骨骼或者其他器官组织上。而当它像橡皮筋一样伸缩的时候，就带动了骨骼或者其他器官的运动。这些数不清的绳索组合在一起，就成了身体里的肌肉群了。

如果把这些绳索再细分，就可以发现，组成它的不过是一些肌肉纤维、神经、血管和像糨糊一样的结缔组织。其中占主要部分的是肌肉纤维。要是离近一些就会发现，这些强韧有力的肌肉纤维，其实是由许多好像蜘蛛丝一样的蛋白质形成的。真是无法想象，这就是肌肉的最基本单位，如同蜘蛛丝一样的蛋白质。当它们联合起来以后，就可以让飞人博尔特以超过每秒10米的速度飞奔起来，也可以让我国的大力士占旭刚举起超过200公斤的重量。

长肌就像蛲虫一样粘附在骨骼上

人体总共有600多块形状各不相同的肌肉分布在各个角落，而根据这些肌肉的不同形状，可以分为长肌、短肌、阔肌和轮匝肌四个种类。其中，在人体上所占比例最重的就是长肌了。长肌一般分布在手臂和腿上。如果用一把刀，将手臂上的皮肤完全剔

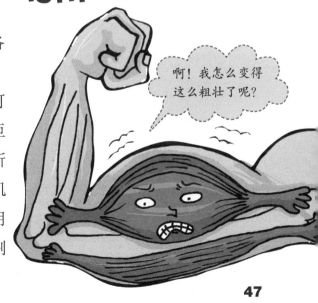

啊！我怎么变得这么粗壮了呢？

除的话，就可以看到一块像蛲虫一样，中间粗大两头尖尖的奇怪肌肉，那就是长肌。只不过，和那些长期在粪堆上爬来爬去的乳白色虫子不一样，长肌是鲜红色的。它紧紧地粘附在四肢的骨骼上，就如同蛲虫爬行时伸缩蠕动，从而带动了四肢的弯曲和伸展。

短肌一般分布在手脚掌和腰椎之间，长相和长肌差不多，只不过小而短了许多。它主要用来控制指头的抓握，以及弯腰等动作。阔肌是组成躯干的主要肌肉，它像是一条条长长的扁平锁链一般，相互交缠在一起，形成一道保护内脏的"大篮子"，也就是我们的躯干了。而轮匝肌就好像线团一般，围绕在嘴巴和眼睛等可以张合的器官周围，随着线团的勒紧和放松，就可以任意张开嘴巴和眨眼睛了。

像蛇一样挤压食物的小肠肌

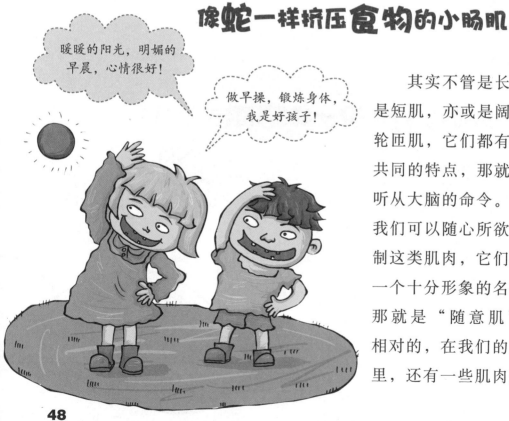

暖暖的阳光，明媚的早晨，心情很好！

做早操，锻炼身体，我是好孩子！

其实不管是长肌还是短肌，亦或是阔肌、轮匝肌，它们都有一个共同的特点，那就是要听从大脑的命令。由于我们可以随心所欲地控制这类肌肉，它们还有一个十分形象的名字，那就是"随意肌"。相对的，在我们的身体里，还有一些肌肉是不

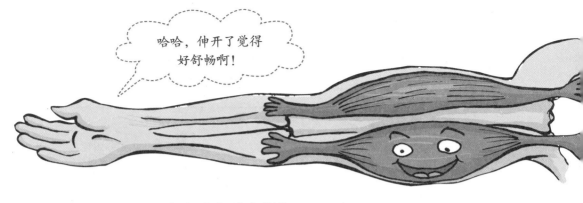

哈哈，伸开了觉得
好舒畅啊！

受大脑控制的，被称为"非随意肌"。

　　非随意肌一般分布在内脏之上。就拿小肠来说，在它的上下分别有两种肌肉，样子与组成躯干的阔肌相类似。只不过，这种小肠肌不与大脑相连，人体无法控制它。只有当食物进入肠道以后，肌肉受到了刺激才会相应动起来。而小肠肌的蠕动方式也非常有意思，它们不是像长肌那样伸缩，而是像蛇一样做着波浪式的摆动，以将食物碾压成粉末。其实，不管是随意肌还是非随意肌，都是身体上一个重要的组成部分，也正是这些肌肉密切协作，才让我们能够正常地生活、工作和学习。

过分的锻炼肌肉并不能提高免疫力

　　从小我们就知道要经常锻炼身体，似乎身上的肌肉越发达，就表示身体的免疫力越强。可是，最近的科学研究显示，过分的锻炼对自身免疫力的提高并没有任何帮助。根据科学家们的说法，这是因为在人体的肌肉变得越来越发达的同时，身体从食物中摄取营养，维持发达的肌肉，而相对的，就只能减少对免疫器官的营养供应了。这样一来，过分的锻炼对身体免疫力的提高，非但没有任何的帮助，反而还会让免疫力越来越低，寿命也会随之缩短。

一团团，肉肉的像肠子一样

让人琢磨不透的 大脑

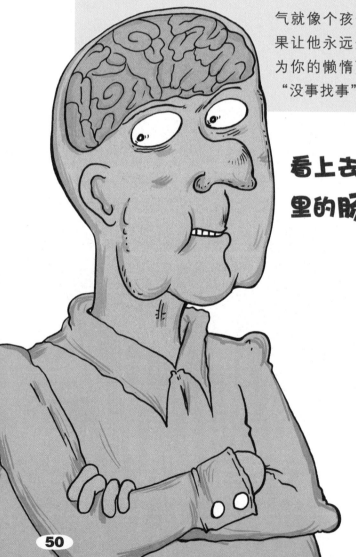

你见过大脑的真实样子吗？如果告诉你大脑就像肠子一样，一团团、肉肉的，你一定会觉得恶心万分。不过，虽然大脑的真实"相貌"有点儿可怕，不过还是很可爱的。因为它的脾气就像个孩子——喜动不喜静，如果让他永远安静下来，那么它会因为你的懒惰而退化。所以你一定要"没事找事"，让大脑忙起来。

看上去像放在冻胶模具里的肠子似的大脑

你知道吗？大脑看上去就像放在冻胶模具里的肠子一样。如果你有了一个难得的机会，可以用手捧着人脑的话，就会注意到它既结实又柔软，并没有黏糊糊的感觉，也不是呈糊状。不过，你能用手触摸到的这个脑子是用药水泡过的，它比真的人脑要老一点儿，也硬一点儿，而你自己此时此刻的脑子却是活的。一点儿不开玩笑！你的脑子正漂浮在一根细干的末端上，装在一个具有非常强的保护性能的盒子里，这个盒子叫骨帽，也叫做头盖骨。头盖骨很硬，不过这可不代表骑摩托车时就可以忘了戴头盔。头盖骨竭尽所能地保护脑子，可真要碰上了水泥和金属之类的硬家伙，还是能被砸开的。

保护脑子的三个 "妈妈"

其实，脑子不是那么容易被擦伤或碰撞的。因为它被裹在三个薄而结实的袋子里。装大脑的袋子分别被称作硬脑膜、软脑膜和蛛网膜，这三层膜就像三个妈妈保护着脑子。第一层膜是硬硬的硬脑膜妈妈；中间的妈妈叫蛛网膜，看上去就像一张蜘蛛网；而最里面的那个妈妈叫软脑膜，她很脆弱。

在蛛网膜和软脑膜之间充满着用来缓冲脑震荡的液体——脑脊髓液，它就

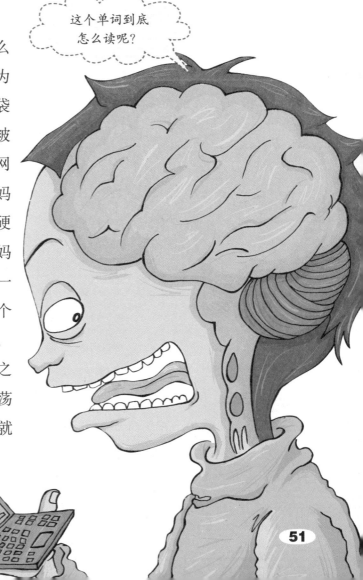

这个单词到底怎么读呢？

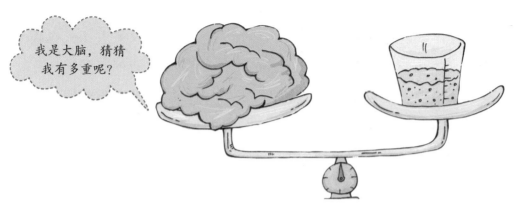

我是大脑，猜猜我有多重呢？

像是旅行时带的枕头靠垫一样。每天都有大约半杯的脑脊髓液滴入大脑，这种清澈的、像水一样的液体包含蛋白质、盐、糖和尿素。大脑中的尿素和尿液中的尿素是一样的。大脑就漂浮在这样的液体中。

这些膜、液体与骨骼都只是外包装，真正的珍宝——大脑就在里面。大脑的样子丑丑的、疙疙瘩瘩的，其中85%都是水。即使如此，要是没有它，人体就会陷于瘫痪。其实，无论是人的感觉、听觉还是味觉都离不开大脑。大脑为人创造出各种心情，也创造了人的记忆。没有大脑的话，人和一棵蔬菜没有什么两样。大脑就是人体的控制中心，这个控制中心样子并不怎么好看：外面灰灰的，里面白白的，整个看起来像一条虫子。大脑里面有300亿个神经细胞，它们一刻不停地接收和发送信息。每一秒钟，大脑所传递的信息，都比一个人一辈子从邮局里收发的东西还要多。谁还在乎它是美是丑呢？

天天做运动，有益开发大脑。

大脑的潜力是永远发掘不完的

多少年来，科学家们一直认为人类大脑的潜力是可以被挖掘更多的，所以他们一直不停地研究。现在，脑科学家们已经公认，人的大脑确实有大量的潜力可挖。美国加利福尼亚大学的博士曾指出，人的大脑有一个"天才按钮"，每个人都有成才的资格，不过还需要被触发。如果在对的时间发挥出对的潜力，那么就可以成为天才。

他是怎么发现"天才按钮"的呢？原来，对72名因各种原因导致大脑受损的病人进行研究以后发现，一旦人的右颞下受过伤，就很有可能变成某个领域的天才。例如，一名9岁的男孩在部分大脑受损后竟成了一名天才的力学专家；还有一位56岁的工程师，大脑右半球皮质的部分神经元因病受到损伤后却激发了绘画天分，成为了一位大画家。

大脑就像本神秘的书，有太多太多我们不知道的秘密，不过我们相信，随着科技的发展，人们会越来越了解大脑的。

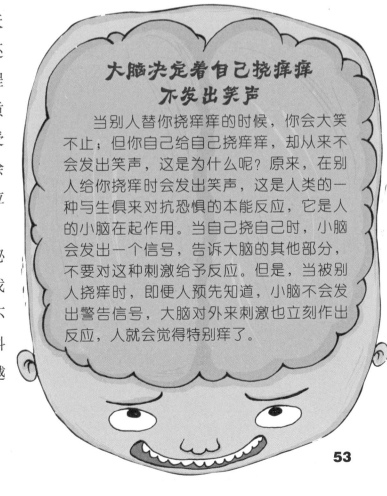

大脑决定着自己挠痒痒不发出笑声

当别人替你挠痒痒的时候，你会大笑不止；但你自己给自己挠痒痒，却从来不会发出笑声，这是为什么呢？原来，在别人给你挠痒时会发出笑声，这是人类的一种与生俱来对抗恐惧的本能反应，它是人的小脑在起作用。当自己挠自己时，小脑会发出一个信号，告诉大脑的其他部分，不要对这种刺激给予反应。但是，当被别人挠痒时，即便人预先知道，小脑不会发出警告信号，大脑对外来刺激也立刻作出反应，人就会觉得特别痒了。

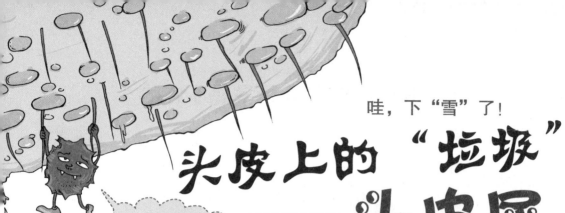

哇,下"雪"了!

头皮上的"垃圾"——头皮屑

我是无敌头皮屑!

你喜欢雪花吗?每当雪花从天空中飘飘洒洒散落的时候,会感觉特别美好。可是你能否想象得到,要是那雪花变成了一片片油腻腻的死皮肤,并散落在你肩膀,那又是什么感觉呢!一定是恶心死了。你知道吗?这些散落的"雪花"就是影响美观的头皮屑。

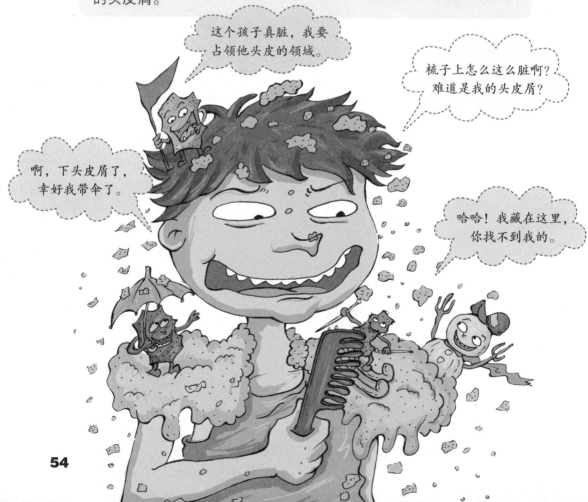

这个孩子真脏,我要占领他头皮的领域。

梳子上怎么这么脏啊?难道是我的头皮屑?

啊,下头皮屑了,幸好我带伞了。

哈哈!我藏在这里,你找不到我的。

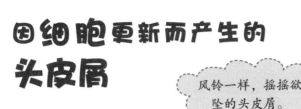

因细胞更新而产生的
头皮屑

风铃一样，摇摇欲坠的头皮屑。

人们只要一谈到头皮屑就会皱起眉头，总觉得脏兮兮的。如果有头皮屑散落到肩膀上，脸上一定会露出厌恶而痛苦的表情。这可恶的头皮屑究竟是怎么形成的呢？

也许你会认为头皮屑的产生是由于头皮太干燥的结果，其实这样的想法是错的。引发头皮屑的罪魁祸首有两个：一是由于头皮产生了太多的死细胞。人体从头到脚都覆盖着一层皮肤，从外到内分为表皮、真皮和皮下组织3个部分。皮肤更新以30天为周期，不断地诞生新细胞，坏死的细胞脱落；另一个原因就是头部皮脂腺分泌的油脂。这类油脂像胶水一样使头部脱落的皮肤细胞粘在一起。从某种角度来说，每个人都有头皮屑，也叫做头皮薄片。动物都会蜕皮，人当然也一样，只不过这个过程并不是一次性完成的。人体不停地制造出新细胞，随着老死的细胞的剥落，新的皮肤又长到表层，每天都有数以亿计的皮肤细胞飘浮到空中去。而头部的皮肤细胞不同于其他部位的皮肤细胞。由于它们被头发困住，只能老老实实地待在头发中，这时候皮脂腺一分泌油脂，雪花般的头皮屑就产生了。

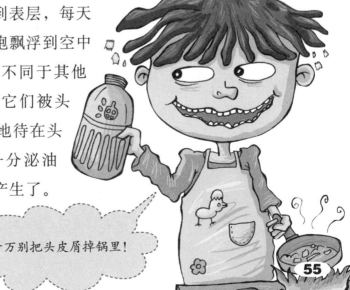

千万别把头皮屑掉锅里！

55

严重的**头皮屑**还会引起**脱发**

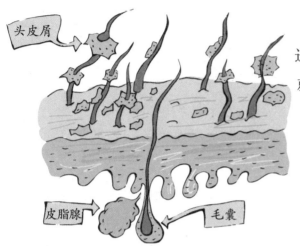

头皮屑

皮脂腺 → 毛囊

只要我们活着就会不断地进行新陈代谢，这样，头皮屑就会不停地产生。不过，凡事都不能过量，否则就会带来麻烦，头皮屑也不例外。坏死细胞掉得太多就是一个大的问题，这些坏死的细胞就是我们经常提到的头皮屑。为什么它更新得那么快？至今科学家也没有找到确切的原因。只知道，如果皮脂腺油脂分泌过于旺盛，头发里出现真菌之类的病菌，再加上过敏性皮炎、牛皮癣等皮肤病和生活压力过重等等，都会引起头皮屑过多。另外，秋冬天气干燥，头发上更容易有头皮屑。

头皮屑分为白白的、干干的干性皮屑和因油脂分泌旺盛而形成的黏黏的、黄色块状的油性皮屑两种。因为头皮屑会使真菌生长得更多，就会使头皮感觉更痒啦！如果是黏糊糊的油性皮屑，多了的话就会堵塞毛孔，也会使头发开始慢慢脱落。看来头皮屑还真是个可怕的麻烦！

洗干净头发，远离头皮屑

也许你会问，头皮屑也属于皮肤类的疾病，那是不是会传染呢？其实，不管头皮屑多么严重，它都不会传染。当我们看到有些人拼命挠头，哗啦啦掉一地头皮屑的时候，还是会情不自禁地避开。头皮屑不但让别人痛苦，自己看到了也会不快，那我们应该怎么做才能够远离头皮屑的困扰呢？

首先应该感谢头皮屑，正因为有了它，头发中坏死的皮组织才没有越来越厚。其次，要保持头发的清洁，经常洗头就是去头屑的最好方法。洗发水也要选择那种能减缓头皮细胞更新速度，并能有效去除微生物的去屑洗发水。不过，这种洗发水有时也会助长头屑，用量过多或没有冲净会使头部皮肤干燥，会产生更多头屑，甚至还会导致脱发。所以，大家在洗头时可不要马虎哟！

天天洗头真的好吗

头上那么多的头皮屑，还有很多的头油。为了保持清洁，每天都洗头是不是就好了呢？其实，天天洗头并不好。因为要想去除头皮屑和头上的污垢，任何洗发水都必须含有碱性成分，而这种碱性成分对头发或多或少都会有损害。所以你要是天天洗头的话，遭受这种碱性成分危害的机会就会更大。至于一周该洗几次头也应视个人发质而定。夏季可以适当增加洗头次数，冬季则应适当减少洗头次数。特别是有脱发病的人，洗头次数过多会加重脱发。所以，要根据自己的情况而定，可不要盲目地认为天天洗头就好。

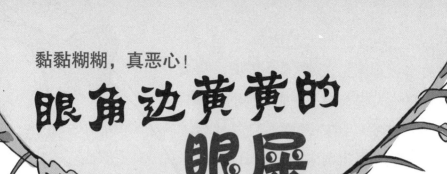

黏黏糊糊，真恶心！

眼角边黄黄的眼屎

每天早上起床以后站在镜子前，是不是总会发现一些黄黄的可疑物质？它有时就像是沙子一样的晶体状，有时则像稠稠的糊状物，还有的时候甚至布满了上下眼皮，让你很难睁开眼睛。那就是眼屎。

眼屎就是油脂和灰尘、泪水的混合物

"眼屎"虽然名字里有一个"屎"字，实际上和屎并没有多大关系。如果给眼屎做一个物质分析报告的话，就会发现，组成眼屎的主要部分是油脂，其次就是许多细小的灰尘，那么，这到底怎么回事呢？

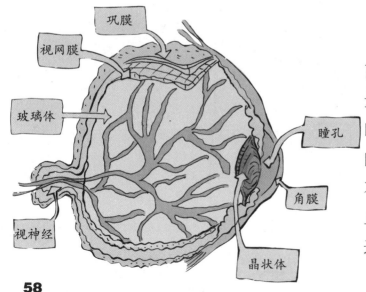

巩膜

视网膜

玻璃体

视神经

瞳孔

角膜

晶状体

原来，在眼皮里面，有一个能分泌大量油脂的东西，叫做睑板腺。为了保护眼睛，它一天24个小时不断分泌着油脂，防止外面的雨水和汗水进入眼睛里面对眼睛造成不必要刺激的同时，还可以有效地防止眼泪的外流。然而在白天，睑板腺分泌出来的油脂会随着眼皮的眨动而被均匀地涂抹在眼睛边缘，形成一层富有粘性的油脂层。这层油脂层具有相当大的粘性，可以把周围的灰尘全部吸附过来，在眼皮不停地眨动之下，就会把黏液和灰尘搅拌混合在一起，形成一种糨糊一样的东西。最终，等到了夜里的时候，混合着从眼睛里渗出的眼泪，慢慢地流到眼角边上，其中的水分蒸发了以后，就形成了眼屎。

眼液从眼睛里流出来形成的眼屎

其实，眼屎的形成，除了睑板腺所分泌的油脂混合着灰尘以外，还有另外一种可能，那就是脓液。在正常的情况下，眼睛每天

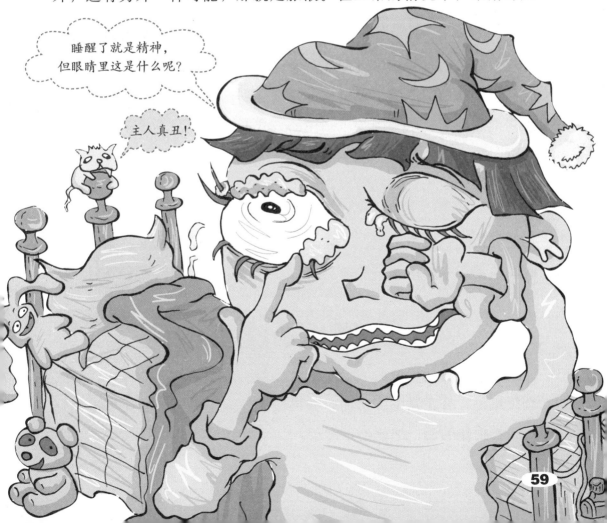

睡醒了就是精神，但眼睛里这是什么呢？

主人真丑！

59

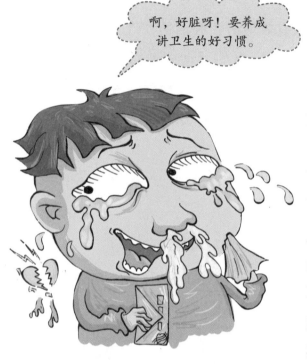

啊，好脏呀！要养成讲卫生的好习惯。

都会流出一丁点儿脓液，听起来似乎很不可思议，但事实就是如此。眼睛在人清醒的时候大都是睁开的，这样一来，除了灰尘，自然还会有许多的细菌排成长队，等着进入眼睛。而身体为了不让眼睛生病，泪腺会制造出能清除细菌和灰尘的眼泪。但是只有眼泪是远远不够的，总会有那么一些狡猾的细菌，能安然地躲过眼泪的冲刷，侵入到眼睛内部。这个时候，眼睛由于受到了细菌的刺激，就会向身体发出求救信号，而收到信号的白细胞就会以最快的速度赶到这里，尽全力扑杀侵入眼睛内部的细菌。白细胞扑杀细菌的方式有些奇特，就是张开自己的大嘴，将细菌全部吞下肚子消化分解掉。不过，白细胞的吞噬能力虽然强大，但也终究是有极限的，一旦白细胞吞噬的细菌数量超过了自己的吞噬能力的话，就会被"撑"死。于是，被白细胞分解过后的细菌混合着白细胞的尸体一起，就形成了脓液。这些脓液趁着我们睡觉的时候流到了眼角边上，等到其中的水分蒸发了以后，就形成了眼屎。

从眼屎中发掘的健康信息

生活在自然界中的我们，不可能躲避灰尘和细菌的侵袭，因此有眼屎是十分正常的。然而，如果眼屎过多，甚至于黏稠得把整个眼睛都粘住的话，那就不正常了。

一般来说，过多的眼屎往往是眼疾的前兆。这是因为当眼睛受到细菌感染的时候，白细胞就会奋不顾身地出来杀"菌"，因此，由细菌和白细胞的尸体堆积而成的脓液也会变得越来越多。不仅如此，随着脓液在眼皮下流淌，还会感染其他的正常组织。而感染扩散开以后的结果，就是眼睛变得红肿不堪，甚至还会长出一个小红包。在感觉又疼又痒的时候，眼皮下的组织恐怕早已经充满了黄色的脓液。那些原本新鲜的皮肉组织，也在脓液的侵蚀下，慢慢地好像死老鼠一样，变得腐败不堪。正因为如此，如果发现眼屎突然增多，就要及时地去医院治疗，这样才能最大限度地避免病情的严重和扩大化。

原来，眼屎有这么多学问！

婴儿的眼屎太多会影响视力发育

对于成年人来说，有眼屎是正常的。但是对于婴儿来说，这很有可能会影响到婴儿以后视力的发育。根据科学家们的研究显示，婴儿眼屎是由于细菌侵入泪囊中导致的发炎症状，有些严重的甚至已经化脓。由于脓液阻塞了整个泪囊，只能沿着泪囊，向上倒流回眼睛里面，形成眼屎。如果不及时治疗的话，很有可能会发生角膜炎，进而影响婴儿以后的视力发育。

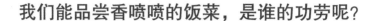

我们能品尝香喷喷的饭菜，是谁的功劳呢？

恶心的舌头妙用多

干裂的舌头！

舌头，看起来红红软软的，总是无时无刻不沾满黏糊糊的唾液。可不要小瞧了舌头，它可是人体非常重要的器官。人体全身上下，最强劲有力的肌肉就是舌头。如果没有它，不仅品尝不出各种美食的味道，而且就连说话这样最普通的事情，都没有办法做到呢！舌头还有哪些妙用？让我们一同来了解一下吧！

能够分辨各种味道的舌头

舌头一直守在消化系统的门口，是味觉器官。伸出舌头仔细观察，会发现上面有许多小红点，这些小红点密密麻麻地排列着，它们就是味蕾，是专管品尝食物味道的。除了能尝出各种味道外，舌头还有许多其他功能，比如，帮助发音、协助吞咽等。因此，它确实很能干呀！

或许你会问，舌头究竟是怎样辨别味道的呢？舌头主要由肌肉构成，其表面完全被黏膜覆盖，所以感觉很光滑。如果仔细观察，就会发现舌头上有很多深深的裂纹，还有许许多多形状不同的突起，叫做乳头状小突起。这些小突起和裂纹的边缘有大量的味蕾，味蕾很小，人们根本看不到它。在它里面有无数味觉感受器，这些味觉感受器都藏在黏膜里。

在这个世界上，有几百种不同的味道，不过它们都是由酸、甜、苦、咸这四种基本味道组成。舌头的不同部位感受到的味道也是不同的：舌头边缘对咸味比较敏感；舌尖前部能够分辨出甜味和辣味；舌腹的两侧对酸味比较敏感；而舌根对苦味比较敏感。当我们咀嚼食物的时候，食物的气味分子首先会刺激口腔内的味觉感受器，然后通过一个收集和传递信息的神经感觉系统传导到大脑的味觉中枢，最后经过大脑综合神经系统的分析，产生了相应的味觉。味蕾的分布和味觉敏感度有明显的年龄差别，儿童的味蕾比成年人分布更广，味觉更灵敏；老年人的味蕾由于萎缩而相对减少，所以味觉灵敏度也相应降低。

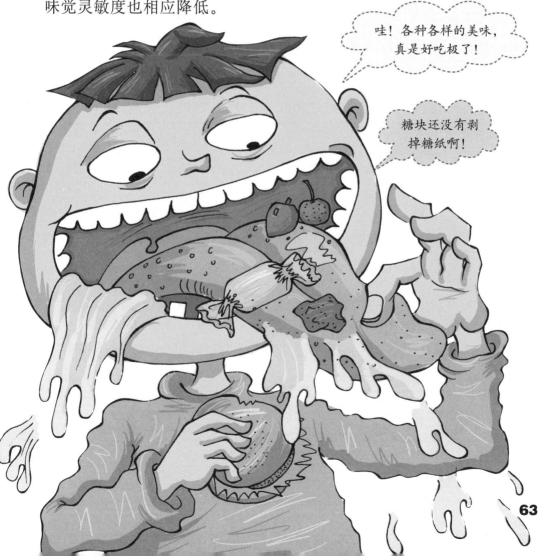

63

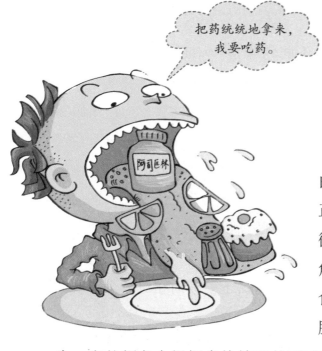

把药统统地拿来，我要吃药。

从舌苔可以看出人体是否健康

人的舌头表面分布着一层白色的苔状物，这就是舌苔。正常情况下，舌苔呈白色，微微泛红，它是由脱落的舌黏膜角化上皮细胞、唾液、细菌、食物碎屑以及渗出的白血球细胞等组成的。舌苔由胃气所生，它的颜色会根据身体情况的不同而发生变化，而中医就可以据此看出人体内脏的信息。因此，人们又称舌苔为人体健康的晴雨表。我们可以根据舌苔的变化来调节饮食。如果舌苔薄而白，这可能是感冒的早期症状，应该选择性质偏温的饮食，如蛋花汤，并且应该多吃苹果；如果舌苔看起来微黄，可能是脾胃湿热，这时候就应该多吃白萝卜、西红柿、丝瓜、绿豆等。

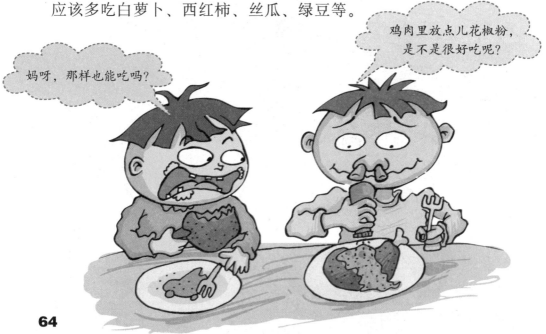

妈呀，那样也能吃吗？

鸡肉里放点儿花椒粉，是不是很好吃呢？

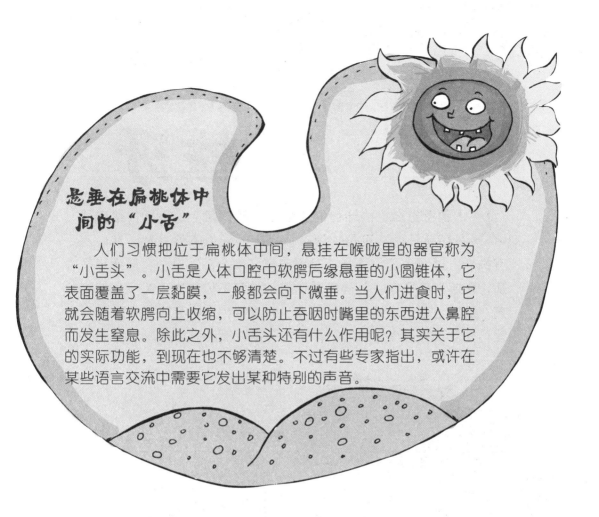

悬垂在扁桃体中间的"小舌"

人们习惯把位于扁桃体中间，悬挂在喉咙里的器官称为"小舌头"。小舌是人体口腔中软腭后缘悬垂的小圆锥体，它表面覆盖了一层黏膜，一般都会向下微垂。当人们进食时，它就会随着软腭向上收缩，可以防止吞咽时嘴里的东西进入鼻腔而发生窒息。除此之外，小舌头还有什么作用呢？其实关于它的实际功能，到现在也不够清楚。不过有些专家指出，或许在某些语言交流中需要它发出某种特别的声音。

失去了舌头，我们只能"哑口无言"

大家应该都知道，如果没有了舌头，就会变成哑巴，这到底是什么原因呢？随着人类的发展，舌头也得到了进化，除了吃饭的时候起"搅拌"作用外，还有一个很重要的作用就是调节音调。柔软的舌头可以形成不同的形状，当舌头伸长或缩短的时候，口腔里就可以形成不同的空腔，这些空腔可以使我们说话的时候发出不同的音。如果没有舌头，只能发出"支支吾吾"的单音节，却不能准确发声，就更不能说出平翘舌如此分明的话语了。

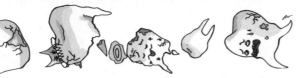

哇，疼死啦！

疼起来真要命的 蛀牙

人人都希望自己的牙齿能够洁白亮丽，因为这是牙齿健康的最简单证明。可是，现在很多人的牙齿不但发黄，其中还有蛀牙。时间久了，总会不时地疼痛起来。俗话说："牙疼不是病，疼起来真要命。"确实是这样，蛀牙不但带来了身体上的疼痛，同时也带来了精神上的折磨，它对我们来说毫无益处可言。我们真应该养成良好的习惯，让自己拥有健康的牙齿。

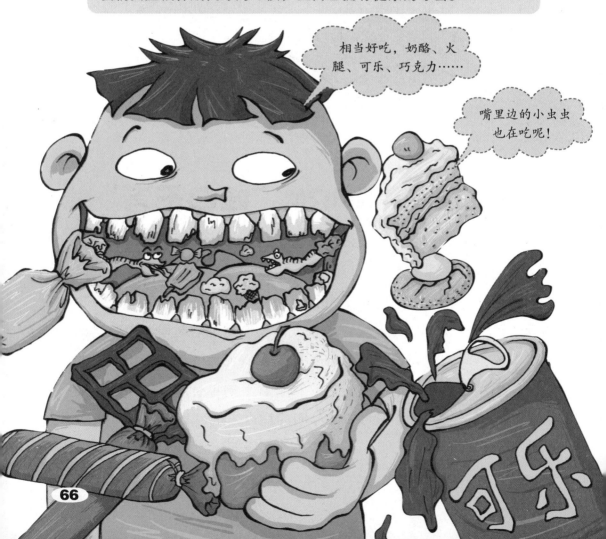

相当好吃，奶酪、火腿、可乐、巧克力……

嘴里边的小虫虫也在吃呢！

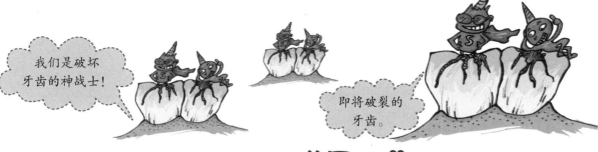

我们是破坏牙齿的神战士！

即将破裂的牙齿。

牙齿上的"黑洞"

蛀牙，有时也被称为"虫牙"，是一种口腔里的常见病。根据世界卫生组织公布的数据，目前世界上每两个人当中就有一个人有"蛀牙"。因此，将蛀牙列为仅次于心血管疾病和癌症的第三号重点防治疾病。其实，它并不是从古至今一直存在的。在糖和甜食没有发明之前，也没有蛀牙。可是自从人们发明了甜食后，蛀牙就开始出现了。就算今天，在很少吃糖的国家里，人们的牙齿依然很健康。也许你会说我可没吃糖，为什么还有蛀牙呢！原来在牙齿表面有一层几乎无色的薄膜——牙菌斑，它里面含有造成蛀牙的细菌。每次当我们进食以后，牙菌斑中的这些细菌会和食物中的糖分或淀粉发生化学反应，产生腐蚀牙齿的酸性物质。久而久之，牙齿的珐琅质便会被破坏，形成比较脆弱的小蛀斑，然后一点点恶化下去就会形成牙洞，即蛀牙。所以，蛀牙是从小蛀斑发展而来的，并不是受到所谓"虫子"的侵害。如果蛀牙严重的话，还会导致牙齿的坏死和脱落。千万别小看这些蛀牙，它们可是与身体健康密切相关的。

牙齿上的结石——牙结石

提起结石，你一定不陌生，它不是长在人身体内部吗？那你知道，有些结石还能长到牙上吗？这种结石就是牙结石。牙结石又称为牙石，是由食物的残渣、唾液中的矿物质钙化后附着在牙齿表面形成的。牙结石刚开始的时候是软软的，不过随着时间的推移，就

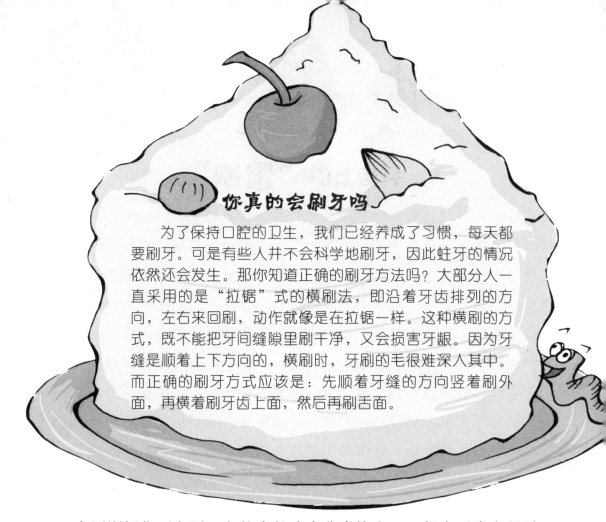

你真的会刷牙吗

为了保持口腔的卫生，我们已经养成了习惯，每天都要刷牙。可是有些人并不会科学地刷牙，因此蛀牙的情况依然还会发生。那你知道正确的刷牙方法吗？大部分人一直采用的是"拉锯"式的横刷法，即沿着牙齿排列的方向，左右来回刷，动作就像是在拉锯一样。这种横刷的方式，既不能把牙间缝隙里刷干净，又会损害牙龈。因为牙缝是顺着上下方向的，横刷时，牙刷的毛很难深入其中。而正确的刷牙方式应该是：先顺着牙缝的方向竖着刷外面，再横着刷牙齿上面，然后再刷舌面。

会逐渐钙化而变硬。它的生长速度非常惊人，一般在牙齿上经过20多个小时就可以生根发芽。在牙结石上特别容易吸附细菌或毒素，加上本身的作用，可使牙龈红肿出血甚至发炎。而且由于牙结石的刺激及附着物产生的毒素，很容易使牙龈内侧发生溃疡，这种溃疡很难愈合，因此就会导致牙龈出血、口臭和牙周感染加重。牙结石附着在牙齿上，非常影响美观，所以牙结石较多的人，一定要经常清洁牙齿。我们应该

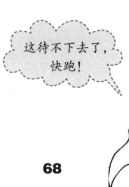

这待不下去了，快跑！

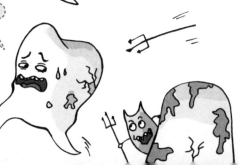

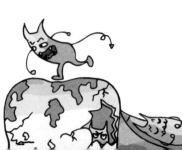

从点滴做起，平时多多注意自己牙齿的卫生，尽量避免牙结石的形成。

> 这么坚固的牙齿我都穿过了，我真是力大无比。

> 刚刚吃了苹果的肚子就是圆。

让人痛苦的蛀牙

蛀牙并不是个很容易解决的问题，所以一定要重视。如果刚开始的时候你不理会，认为这根本不是个大问题。随着时间的推移，蛀牙就会一点点破坏牙齿，并破坏掉牙齿的中央神经，从而导致脓肿，并且带来牙齿周围的局部感染。不知道你有没有过这样的感觉——当牙疼起来的时候，吃不下饭，睡不好觉，只能捂着自己的半边脸难受着，却没有任何解决的办法。那种感觉真是痛苦极了！

如果蛀牙坏到了一定程度，形成了脓肿，就只能到医院求助医生。牙医会根据情况实施相应的治疗，不过治疗蛀牙的过程并不轻松呀！

专家指出，不管是否有蛀牙，人们都应该使用优质的含氟牙膏。因为氟离子进入牙齿表面，就会形成防止酸性物质侵蚀的保护层，甚至还可以修复早期的小蛀斑，从而避免了牙洞的出现。

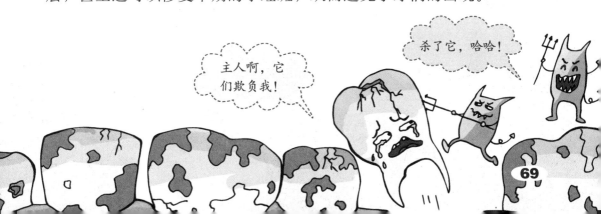

> 主人啊，它们欺负我！

> 杀了它，哈哈！

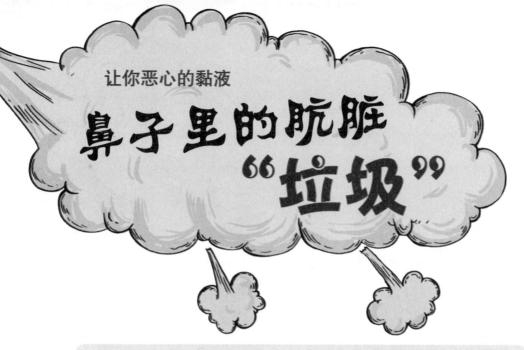

让你恶心的黏液

鼻子里的肮脏 "垃圾"

每当感冒的时候，就会有许多特殊的黏液从鼻子里面流出来。这些黏液有时候像胶水一样清澈，有时候则是像脓液一样浑浊。稍加不注意，就很有可能流到嘴巴里，恶心死啦！那就是鼻涕。

每天都要至少喝下一可乐罐子的鼻涕

众所周知，人每天吸进去的空气中，含有大量灰尘和细菌。如果任由这些东西进入肺里，那么对肺的危害是巨大的。因此在鼻子

我们都流下来了。

妈呀！踩了一脚，烂兮兮的，真脏！

啊哈哈！我来也，好吃的都给我留着！

赶紧去多捞点儿好吃的！

坏了，吃了有毒的东西。

里，就有一层叫做鼻腔黏膜的东西，可以分泌出大量黏液，黏住空气中的灰尘和细菌，只让洁净的空气流入到肺里去。而被鼻腔黏膜截留下来的灰尘和细菌就会与鼻腔黏膜的分泌物搅合在一起，变成鼻涕，通过鼻孔一直流到喉咙处的食管中，最终随着食管进入到肚子里，成为新陈代谢的一部分。不仅如此，在鼻腔内，还有许多死亡的黏膜细胞，以及与入侵细菌战斗死亡的白细胞的尸体。这些东西都会随着空气的流动，被鼻腔黏膜捕获到，从而与鼻涕混合在一起，进入肚子。也许你不相信，每天鼻腔黏膜都为肚子准备足以装满一个可乐易拉罐的鼻涕，这些鼻涕就像是胶水一样，满载着细菌、灰尘和鼻腔内的各种废物。如果这些东西全部流进肚子里，人不是很容易生病吗？这个是没必要担心的。因为在胃里有许多厉害的胃酸，可以有效地将鼻涕内的细菌杀死，从而保证身体的健康。

鼻腔坏死发臭流出带血的脓液

　　鼻腔化脓发炎，前期除了流青黄色的浓鼻涕以外，不会有任何不适的症状，因此人常常就会忽略了对它的治疗。这样一来，鼻子里面的脓液和细菌，就会随着鼻腔组织，一直侵入到鼻子附近的骨骼中去，造成骨髓的发炎。其实，在鼻骨炎症患者的鼻腔中，已经存在有发黑的血液混合着青黄色的脓液，在早已坏死溃烂的肌肉组织内缓缓流动着，并不断散发出一股好像臭鸡蛋一样的味道。这个时候，从鼻腔内流出来的鼻涕既不清澈也不浑浊，而是带着血丝的

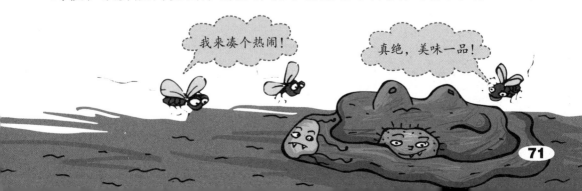

我来凑个热闹！

真绝，美味一品！

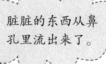

脏脏的东西从鼻孔里流出来了。

把葱插进鼻子里治疗鼻子不通气

感冒的人恐怕都有过类似的经历，那就是整个鼻子就好像是被什么东西堵住了一样，根本不通气，很是难受。这个症状，实际上就是鼻塞，是由于鼻腔为了避免感染而分泌出大量鼻涕，堵塞住了鼻子而造成的。这个时候，只要在睡觉的时候分别往两个鼻孔内各塞入一根葱条，并忍住葱条对鼻子的刺激，三个小时以后，就会发现鼻子突然一下子又通气了。如果第二天起来，鼻子又被堵塞住的话，那就继续这样做。

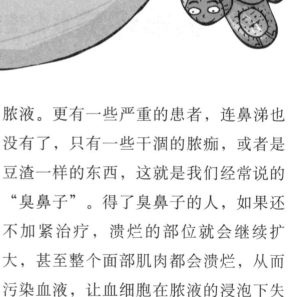

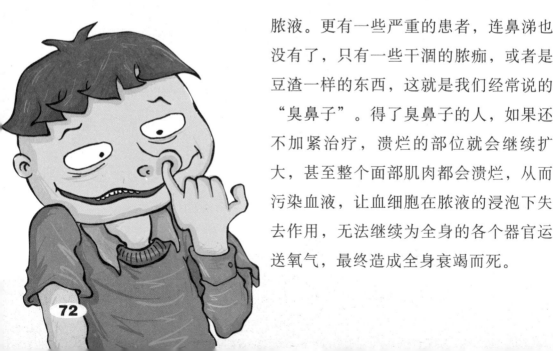

脓液。更有一些严重的患者，连鼻涕也没有了，只有一些干涸的脓痂，或者是豆渣一样的东西，这就是我们经常说的"臭鼻子"。得了臭鼻子的人，如果还不加紧治疗，溃烂的部位就会继续扩大，甚至整个面部肌肉都会溃烂，从而污染血液，让血细胞在脓液的浸泡下失去作用，无法继续为全身的各个器官运送氧气，最终造成全身衰竭而死。

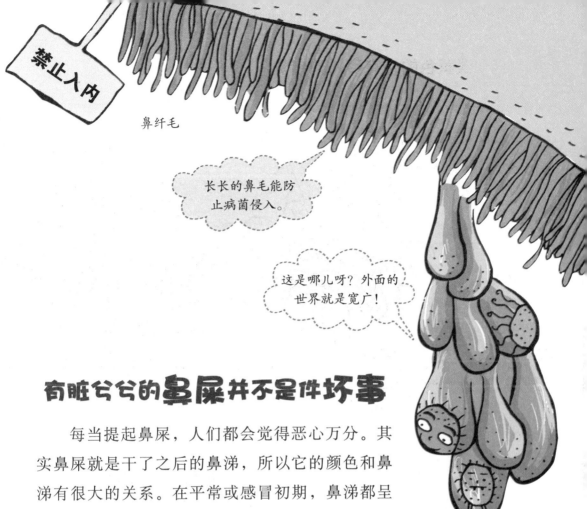

禁止入内

鼻纤毛

长长的鼻毛能防止病菌侵入。

这是哪儿呀？外面的世界就是宽广！

有脏兮兮的鼻屎并不是件坏事

每当提起鼻屎，人们都会觉得恶心万分。其实鼻屎就是干了之后的鼻涕，所以它的颜色和鼻涕有很大的关系。在平常或感冒初期，鼻涕都呈浅浅的透明状，所以鼻屎的颜色也会稍微浅一点儿。当得鼻炎的时候，鼻涕的颜色就变成了黄色或者绿色的，于是鼻屎也就会变成黄色或者绿色的。

当然，鼻涕干了以后的形态也会影响鼻屎的形状。完全干了的鼻涕会变成硬硬的固体；稍微干了一些的鼻涕会变得软绵绵的，像棉花糖一样；湿湿的，或者水分多的鼻涕会变成黏糊糊的鼻屎。所以，人们处理鼻屎的方式也是多种多样的，有时候总是情不自禁地去挖。我们应该庆幸鼻孔里有鼻屎，因为鼻屎是鼻涕与那些企图进入到人体里的有害物质进行战斗的产物。

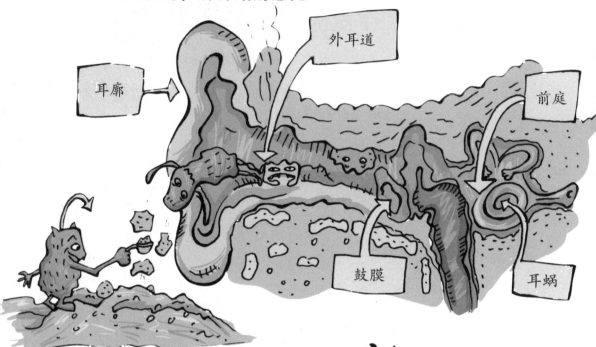

淡黄色的，有种蜡的感觉

外耳道

耳廓

前庭

鼓膜

耳蜗

耳朵里恶心的 耳屎

如果把一根棉签塞入耳朵里面，等到再拿出来的时候就会发现，在棉签上多出了许多小块儿疏松的碎屑。这些碎屑是淡黄色的，用手指捻磨的时候还会有一种蜡一样的感觉，这就是耳屎。

充满苦味的耳屎沾满了灰尘

在很多人看来，耳屎就是耳朵里面排泄出的废物，可有可无，其实并不是这样的。耳屎实际上是负责耳朵安全的重要屏障。在耳朵里，有一种变异了的汗腺，它可以排泄出许多像熔化的蜡一样的液体。除此之外，耳朵内还有一种皮脂腺，专门分泌一种特殊的油脂，这种油脂会和变异汗腺排泄出来的液体混合在一起，形成耵聍，也就是最初的耳屎。

耳屎就像是黏液一般附着在耳朵内的皮肤上，只要外面的灰尘和细菌一飞进来，就会被耳朵中的绒毛扫落下来。随即等候在下面的黏液会将灰尘和细菌牢牢粘住，这样一来，就保证了耳朵内的清洁。不仅如此，耳屎还有相当大的苦味，因此如果有虫子不小心飞入耳朵里面的话，就会因为耳屎的苦味落荒而逃。这些黏黏糊糊的物质，随着其中水分的蒸发，会变成一块一块像是碎皮屑一样的耳屎。

虽然耳屎每天会源源不断地产生，不过在人们日常讲话等等张嘴的动作中，它逐渐从耳朵中掉落出来。也正因为如此，即使长时间不掏耳屎，也不会造成因为耳屎过多而影响听力的情况发生。

挖耳屎造成的皮肤糜烂

很多人都喜欢挖耳朵，一是认为耳朵里耳屎多了会影响听力，二是觉得挖耳朵很舒服。不过，不管挖耳朵的原因是什么，这都是一种不好的行为。因为耳道是十分敏感的，它上面的神经系统就好像是警察一样时刻监视着耳朵内的耳屎变化情况。一旦出

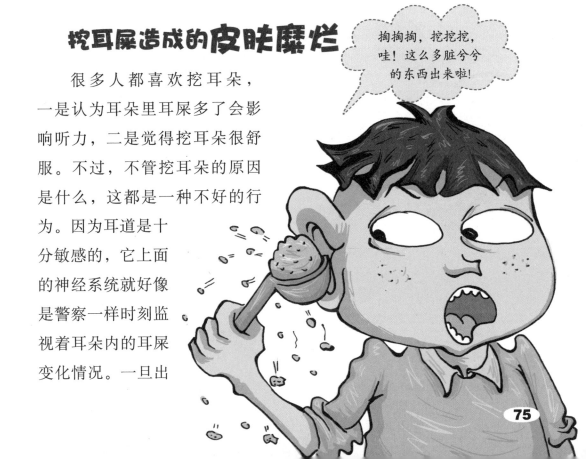

掏掏掏，挖挖挖，哇！这么多脏兮兮的东西出来啦！

现耳屎过少的现象，它就会立刻发出警报，耳道内的那些变异的汗腺就会分泌出更多的耳屎来保护耳朵。久而久之，变异的汗腺形成了快速分泌耳屎的习惯。如果这时你恰巧又忘了掏耳朵，这些耳屎就会因为来不及排出而在耳道内堆积起来，进而形成好像稀泥一样的阻塞物。

可不要小瞧这种阻碍物，它不仅会阻碍皮肤的呼吸，还能够导致耳屎内的细菌侵入到皮下组织中去，从而形成糜烂、肿胀和流脓等症状。这个时候如果打开耳朵的话，就可以看见像臭水沟中的淤泥一样的耳屎，覆盖在整个耳道内。再揭开耳屎，就可以发现下面溃烂的皮肤。因此，为了耳朵的健康，还是少挖耳屎为妙。

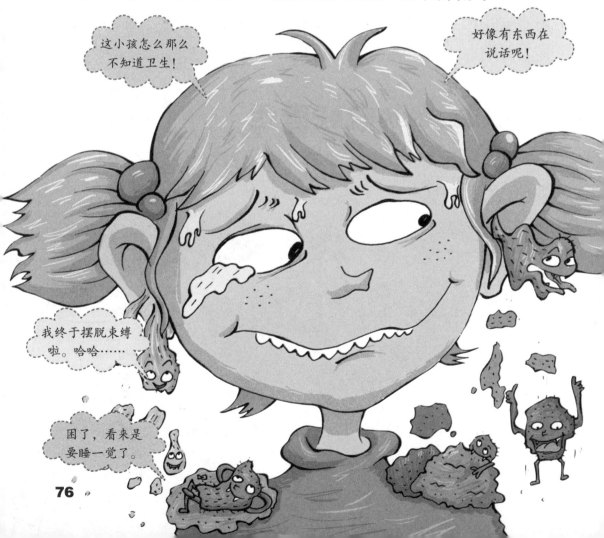

并不是所有的耳屎都是湿的

耳屎是人体的分泌物，按理来说都应该是湿的才对。但是，为什么人的大部分耳屎却是干的呢？原来，耳屎的干湿取决于很多原因。耳屎在医学上又被称为"耵聍"，它是由耵聍腺分泌的。油乎乎的耳屎称作脂性耵聍，也就是我们平时多看见的正常的耵聍。耳屎的干湿程度其实与家族遗传有关。如果遗传下来的是两个湿型基因，那么，耳道的汗腺中就会分泌出湿润的耳屎；如果两个都是干型基因，耳屎就是干燥、松散的；如果继承的是一干、一湿各不相同的两个基因，耳屎就是中性的，不干不湿。其实，不管是什么类型的耳屎，都没有好坏之分。关键的问题是，这些耳屎是否会影响我们正常的身体健康？如果耳屎引起了耳疼等身体不适，就应该赶快去医院看病，别再管耳屎是干还是湿了。

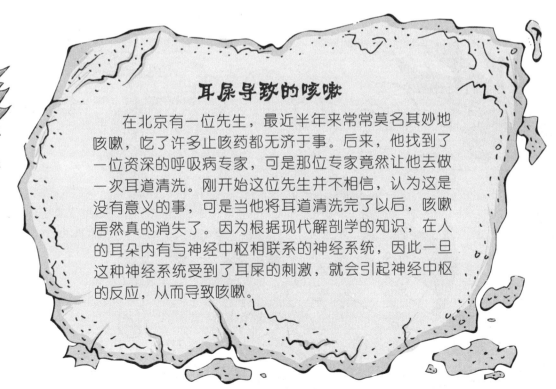

耳屎导致的咳嗽

在北京有一位先生，最近半年来常常莫名其妙地咳嗽，吃了许多止咳药都无济于事。后来，他找到了一位资深的呼吸病专家，可是那位专家竟然让他去做一次耳道清洗。刚开始这位先生并不相信，认为这是没有意义的事，可是当他将耳道清洗完了以后，咳嗽居然真的消失了。因为根据现代解剖学的知识，在人的耳朵内有与神经中枢相联系的神经系统，因此一旦这种神经系统受到了耳屎的刺激，就会引起神经中枢的反应，从而导致咳嗽。

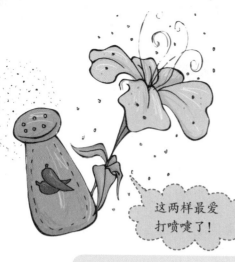

啊啾，啊啾……

打不出来就难受的 喷嚏

这两样最爱打喷嚏了！

"啊啾！" "愿上帝保佑你。" 远在中世纪的时候，人们都会认为，在人打喷嚏的时候，灵魂会出窍，到外面游荡一会儿。如果碰巧遇到了在附近的魔鬼，灵魂就有可能被抓走。不过，这时要是有人对你说一句"愿上帝保佑你"，那么灵魂就会回到身体里。这种迷信的说法听上去确实有些匪夷所思，但是在打喷嚏时，发生的事情真的很吓人。

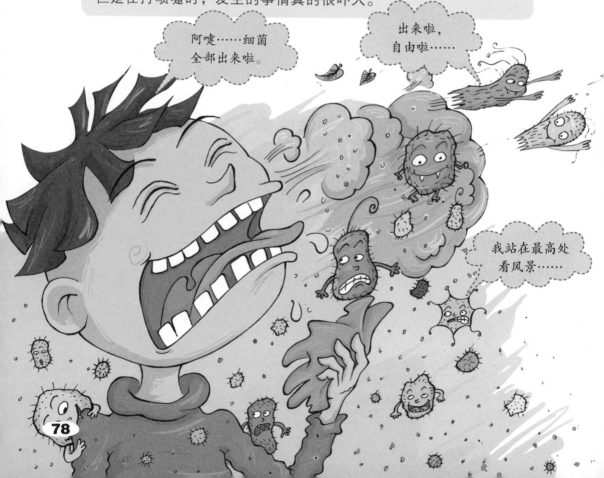

阿嚏……细菌全部出来啦。

出来啦，自由啦……

我站在最高处看风景……

以迅雷不及掩耳之势

驾到的喷嚏

打喷嚏是人体从鼻道排除刺激物或外来物的一种方式。引起鼻涕"火箭"大喷发的其实是一种非常非常细小的毛，我们称之为鼻纤毛。这些鼻纤毛所起的作用就像是电梯，负责把脏鼻涕运送到喉咙的后面。鼻纤毛的数量成千上万，并且非常敏感，如果有东西惊动了它们，它们会向神经系统报警，神经系统又会惊醒脑子里的喷嚏中心。脑子会命令你停止正常的呼吸，猛吸进空气，并用舌头封闭住口腔，让气流和鼻涕冲过鼻腔，然后迅速松开舌头，让嘴里的唾液随着鼻子里的"鼻涕雨"一同喷涌而出。借着空气的喷涌之力，触动过鼻纤毛的东西就被赶了出来。

如果你想打喷嚏而打不出来，那种感觉实在是太难受了。不过，当你总打喷嚏，却不想再打的时候，有人就会给你出主意，让你捏住鼻子。其实这样的说法毫无科学根据，这么做对人的身体是没有好处的。如果你想止住打喷嚏，应该用一个手指按住自己的人中，这样喷嚏就可以止住了。

打喷嚏的同时会将体内病菌传播出去

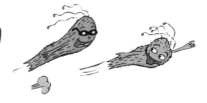

一个喷嚏会把数以万计的小鼻涕沫从嘴里和鼻子里喷射出去，速度比奔跑着的马还要快。那些淘气的鼻涕沫漂浮在空气中，落到一切可以停留的东西上面，然后被任何一个在附近的人呼吸到身体

里。这没有什么可怕的，因为鼻涕里大部分都是水、盐和蛋白质，不会给身体带来坏处。不过被"鼻涕"淋了一身，看起来也不是什么舒服的事情。如果喷嚏里含有感冒或流感的病菌，可就更不妙了。

虽然许多喷嚏并不带有细菌，但是打喷嚏的时候还是应该引起注意。如果你得了感冒，要考虑用最安全的方法打喷嚏，那就是抬起手臂，把喷嚏打在肘关节处，而不是打在手里。不过最安全的打喷嚏方式就是用一张纸巾捂住鼻子和嘴了。

和鼻子过敏有很大关系的喷嚏

人们打喷嚏有4种原因：感冒时打喷嚏，可以帮助清洁鼻部；在患有过敏性鼻炎或花粉症时也打喷嚏，从鼻道排出过敏物；患有血管收缩性鼻炎的人，流黏液鼻涕为典型症状，也经常打喷嚏，这种喷嚏源于鼻部血管变得对湿度和温度甚至有辣味的食物过敏；还有非过敏性鼻炎打喷嚏也是其中的一个症状。

有时候打喷嚏是来自鼻道的刺激，如胡椒粉和外来微小物质。如果你对花粉有轻微的过敏，当吸入花粉后，鼻子就会痒，并且不自主开始打喷嚏。

打喷嚏有时伴有其他症状，比如鼻子发痒、流涕、鼻塞，或眼睛发痒、流泪及用口呼吸，几乎每个感冒症状都有。如果

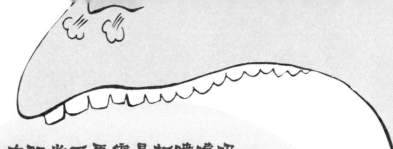

在阳光下更容易打喷嚏吗

有的人一见到阳光或灯光就鼻腔发痒，容易打喷嚏；还有人在想打喷嚏而又打不出来的时候，看到强光后一下子就打了出来。光是靠眼睛看到的，喷嚏是鼻子打出来的，可谓风马牛不相及的两者，在这个问题上究竟有什么关系呢？目前可信度较高的说法是，眼睛和鼻子的知觉受到同一条三叉神经的支配，当强烈的光从眼睛进入的时候，鼻腔误以为是对自己的刺激，所以就以喷嚏的形式将其驱逐出去。因为喷嚏本身就是一种与各种神经纠缠在一起的复杂现象，所以真正的原因还未确定。不过，这种现象应该只是一种普通的生理反应，就像遇冷或遇惊吓起鸡皮疙瘩一样，不用担心。

开始打喷嚏并有其他过敏症状，比如哮喘或湿疹，可能已经对某个刺激出现了可以耐受的敏感度。

一次偶然的打喷嚏不必忧虑，而作为感冒症状的打喷嚏可随感冒病愈而消失。然而，持久的打喷嚏或伴有其他过敏症状如流涕、鼻塞、咽痛或眼睛发痒、流泪，可要引起注意了。

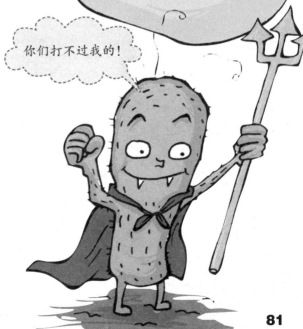

你们打不过我的！

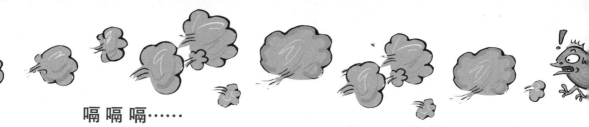

嗝嗝嗝……

从嘴里出来的 饱嗝

    "嗝……嗝……"，又打嗝了。每当因为饥饿而狼吞虎咽地吃东西之后，就会有一股强烈的气流从嘴里迅速"奔跑"出来，虽然自己想尽快捂住嘴，可还是控制不住。看着别人那不自然的目光，真想找个地缝钻进去。真是令人苦笑不得的饱嗝啊！

总是突然造访的饱嗝

    在我们身边，人们好像习惯了将打嗝视为一种冒犯。不过在世界上其他的地方，特别是中东的贝多因人部落，饭后打嗝竟然被认为是礼貌的表现。他们认为打嗝是对厨艺的一种听得见的赞赏。其

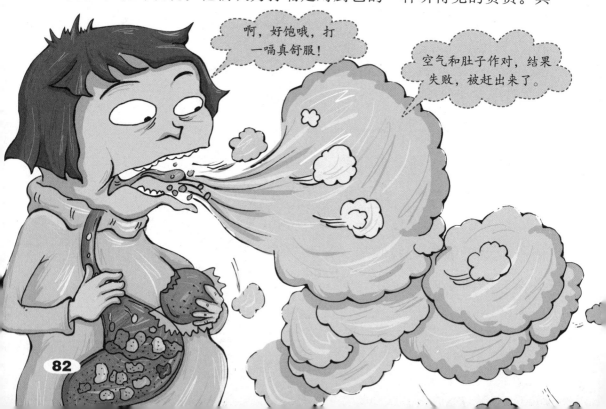

实不要责怪饱嗝，因为这不是人们能够控制的，而是人人都会有的一种生理现象。

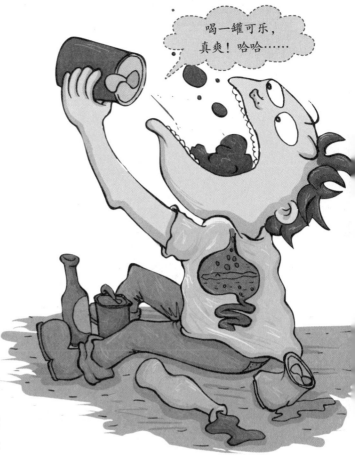

你知道吗？每当吃饭的时候，除了美味的食物和清凉的饮料，还有其他东西跟它们一起进入了食道。在食道底部有个横膈膜，它不是分隔胸腔和腹腔的一块膜，而是一大块肌肉。它每次平稳地收缩，肺部便吸入一口气。由于受脑部呼吸中枢的控制，横膈膜的肌肉会有规律地活动,因此呼吸是可以完全自主运作的。

这些东西通过胃部的括约肌进入食物的大本营——胃。可是不幸的是，一些不明物质也偷偷地混了进去，这就是空气。也许你还不知道到底发生了什么，就已经开始遭受饱嗝的攻击了。饱嗝总是这样，在人们毫无防备的情况下突然造访，真是让人无可奈何啊！

因气体排出而出现的饱嗝

饱嗝的主要成分是进食的时候吞进去的空气。这些空气一旦聚集在了胃里，胃就会涨得像个气球。这时候胃里的压力会增加，同时变得疲惫不堪，所以不得不强制把这些气体排出体外。横膈肌这时会不由自主地收缩，空气被迅速吸进肺内,两条声带之中的裂隙骤

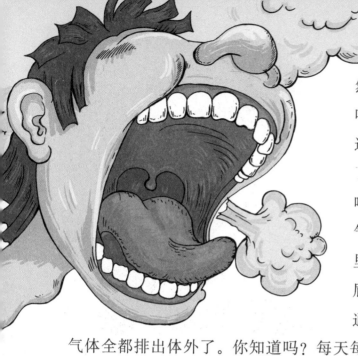

然变窄,因而引起奇怪的声响。嗝从哪里排呢?当然是通过食道从我们嘴里排出了。人们吃过的东西也会影响到饱嗝的气味,还有一些气体会跑到肠子里去,与那里的气体结合变成臭臭的屁屁排出体外。就这样,人们通过打嗝和放屁把身体里的气体全都排出体外了。你知道吗?每天每人的身体居然有10~15次这样的"动静"呢!

经常打嗝也是一种疾病

不知道你有没有发现,喝可乐或者汽水的时候格外容易打嗝。这是为什么呢?因为在喝饮料的时候,吸进体内的空气和溶解在饮料中的二氧化碳混合,从而迫不及待地一同排出体外。如果你喜欢吃口香糖或油腻的食物也会经常打嗝,特别是当你饥饿万分时,一定会狼吞虎咽地吃东西,这时候更多的空气会随着食物进入体内。如果你不想因为打嗝而影响自己的形象,就尽量少吃那些容易造成打嗝的食物,如果要吃的话,也要尽可能吃得慢一些。

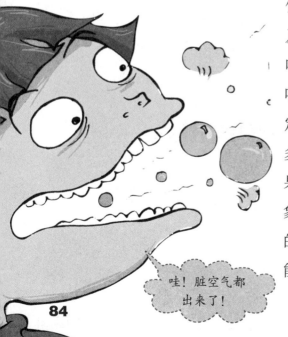

哇!脏空气都出来了!

胎儿在妈妈的肚子里也会打嗝

你知道吗？胎儿也会打嗝，只不过胎儿在母亲的肚子里，所以很少被人们观察到而已。胎儿打嗝的时间并没有规律，并且打嗝的次数也不固定。那他为什么会打嗝呢？原来是由于胎儿的横膈肌痉挛所致。横膈肌痉挛是在胎儿呼吸功能发育的早期阶段，一种特殊形式的呼吸运动。科学家们认为，胎儿打嗝很可能是哺乳动作的一种早期体现，就像幼儿学会走路之前先学会爬一样。这是学会呼吸的前兆，对母婴没有任何不利的影响。不过妈妈可以利用这一点来自我监测胎位的变化，从而注意胎儿的胎位是否正常。

一个人一辈子都不打嗝是不可能的。普通的打嗝可能并没有什么大不了的，一旦发生经常性的打嗝现象，或者是长时间持续地打嗝，就可能是某种疾病到来的征兆。打嗝可分为嗳气和呃逆两种。嗳气的嗝声尾音较长，一般一次就打一个，而呃逆的嗝声短而促，往往会连着打好几个。不管嗳气还是呃逆都分生理性和病理性两种，需要警惕的是病理性的。如果嗳气伴有烧心、反酸、胀痛、黑色的大便等，就可能是病理性的，需尽早去消化科就诊。呃逆常常突然发作，多因内脏平滑肌痉挛引起，多为功能性异常。所以一旦发生不正常的打嗝现象，就一定要注意了，在打嗝的背后可能隐藏某种疾病的影子。我们要多加留意，在饮食方面要寻求规律，及早杜绝不正常的打嗝现象。

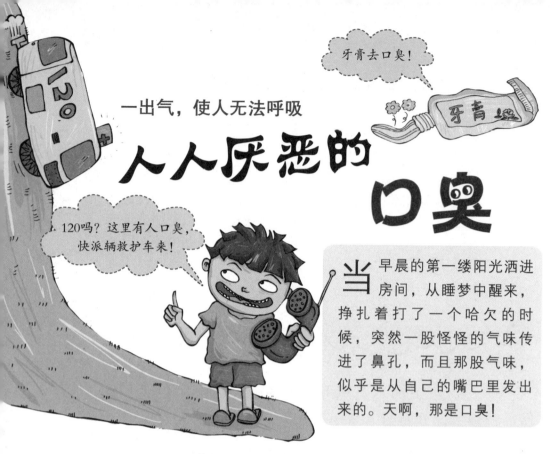

一出气，使人无法呼吸

牙膏去口臭！

牙膏

120吗？这里有人口臭，快派辆救护车来！

人人厌恶的 口臭

当 早晨的第一缕阳光洒进房间，从睡梦中醒来，挣扎着打了一个哈欠的时候，突然一股怪怪的气味传进了鼻孔，而且那股气味，似乎是从自己的嘴巴里发出来的。天啊，那是口臭！

口腔是人身上细菌最多的地方

说出来也许你都无法相信，人体中最不干净的地方，竟然是嘴巴里面！这是因为口腔中温暖湿润，十分适宜细菌的生长和繁殖。根据科学家们的粗略判断，在嘴巴里面，生活着超过100亿的细菌。不过，这些细菌在白天并没有任何展示身手的机会，因为在下巴底下和两只耳朵的下面，拥有3个叫做唾液腺的口水制造工厂。这3个口水制造工厂每天能够制造出足以装满6个可乐易拉罐的口水，而白天，整个口腔在这些口水的冲刷之下，所有的细菌完全没有侵入口腔的机会。一旦到了夜里，那3个唾液腺就会随着我们的睡眠而停止工作。这个时候，由于没有口水的冲刷，那些白天没有展示身手的细菌就开始胡作非为了。它们以口腔内的食物残渣和一些坏死的组织为食，并将其分解消化，其中一部分成为自身的能量，而剩下的被排泄出来。所以，如果不小心闻到了嘴巴里面的异味，很有可能就是那100亿细菌的排泄物的气味噢！

牙菌斑在你的嘴里化脓

在许多有口臭的人的牙齿上，通常附着一层黄黄绿绿的东西，看上去像是在牙齿上长了一层苔藓，但实际上却比石头还要坚硬。那就是牙菌斑，是诱发口臭的另外一个元凶。那么，这种牙菌斑又是如何形成的呢？

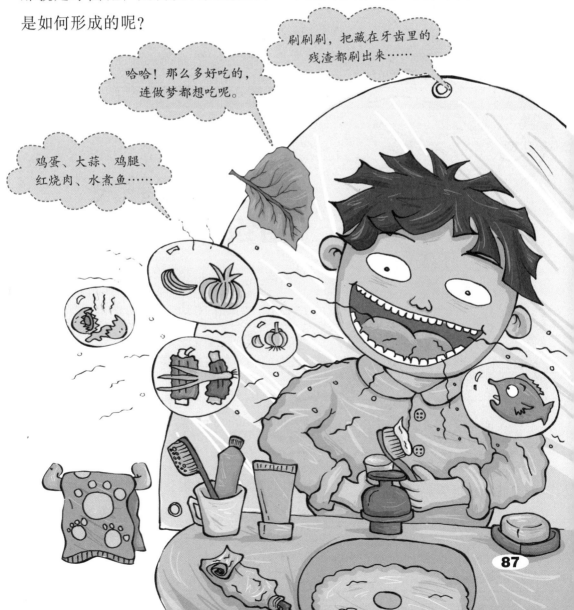

刷刷刷，把藏在牙齿里的残渣都刷出来……

哈哈！那么多好吃的，连做梦都想吃呢。

鸡蛋、大蒜、鸡腿、红烧肉、水煮鱼……

其实牙菌斑的形成，得归咎于那些清洁口腔的口水。因为口水中含有一种特殊的糖蛋白，当这种糖蛋白与牙齿接触了以后，就会牢牢地吸附在牙齿的表面，很短的时间内，就可以形成一种薄膜一样的物质。这种物质可以像死老鼠一样，将整个口腔内的细菌全部吸引过来并使其附着在自己的身上进行繁殖。除此之外，这些细菌还会分泌出一种特殊的酸性物质，慢慢侵蚀着牙龈，并最终让其生病。到了这个时候，身体为了对抗细菌的入侵，就会派遣大批白细胞到达这里，与细菌做殊死搏斗。过程自然是惨烈至极，数以万计的白细胞和细菌战死，所有支离破碎的尸体混合在一起形成了黄白色的脓液。所以那些有牙菌斑的人嘴里的味道，极有可能就是白细胞和细菌尸体的气味。

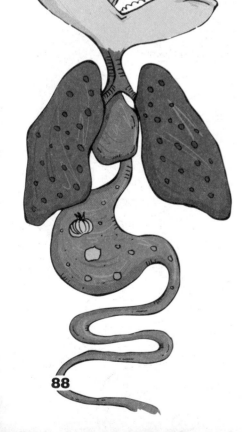

腐败的鼻腔黏膜组织发出的恶臭

有些人，明明很好地保持了口腔的清洁，也没有长牙菌斑，却仍然有着浓重的口臭，这是怎么回事呢？其实，口臭的原因不一定只存在于口腔之中。身体里的一些病变，依然可以让嘴巴变得臭烘烘的，比如说最常见的鼻炎。

在鼻腔里面，有一层好像胶水一样的黏膜，叫做鼻腔黏膜，是使人能闻到气味的重要器官。也正因为如此，鼻腔黏膜十

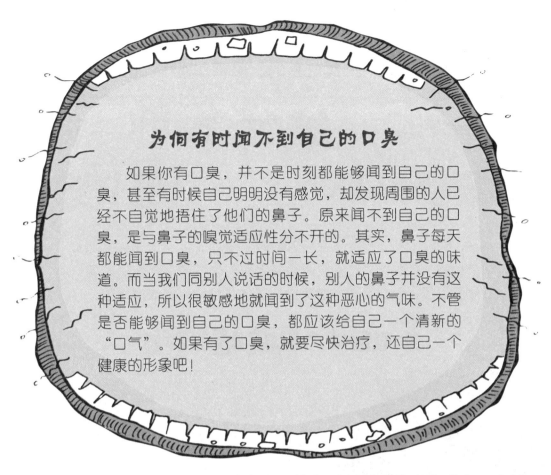

为何有时闻不到自己的口臭

如果你有口臭，并不是时刻都能够闻到自己的口臭，甚至有时候自己明明没有感觉，却发现周围的人已经不自觉地捂住了他们的鼻子。原来闻不到自己的口臭，是与鼻子的嗅觉适应性分不开的。其实，鼻子每天都能闻到口臭，只不过时间一长，就适应了口臭的味道。而当我们同别人说话的时候，别人的鼻子并没有这种适应，所以很敏感地就闻到了这种恶心的气味。不管是否能够闻到自己的口臭，都应该给自己一个清新的"口气"。如果有了口臭，就要尽快治疗，还自己一个健康的形象吧！

分敏感。如果有细菌侵入到这里，就会引起严重的炎症反应，也就是我们常说的鼻炎。这些细菌会在人还没有察觉的时候，不断蚕食鼻腔组织。如果给你一个进入鼻腔的机会，你就会惊讶地发现，这时鼻腔内的黏膜组织已经糜烂得不成样子了。大块大块的组织腐败不堪，血液混合着脓液淤积在腐败的伤口处，甚至都已经发黑了。这些已经坏死的组织会散发出好像死老鼠一样的恶臭，这种臭气会顺着呼吸道，一直到达口腔，最终形成口臭。

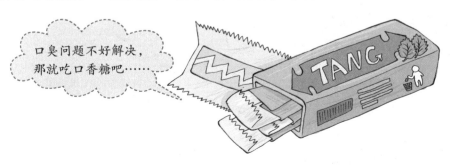

口臭问题不好解决，那就吃口香糖吧……

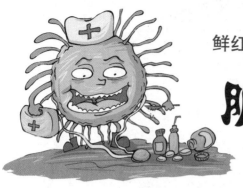

鲜红色的，似水非水

脏兮兮的 血液

如果有一天，不小心用小刀割破了手指，就会流出许多暗红色的液体。这种液体闻起来带有特别的咸腥气息，放置一段时间以后，就会形成好像果冻一般的浆状物，这就是血液。

血液是体内最肮脏的部分

很早以前，人们都认为血液是人体内一种特殊的液体，这实际上是不对的。因为在血液中，包含着许多五花八门的东西。如果把血液从体内抽出来，再放到显微镜下就会发现，除了红细

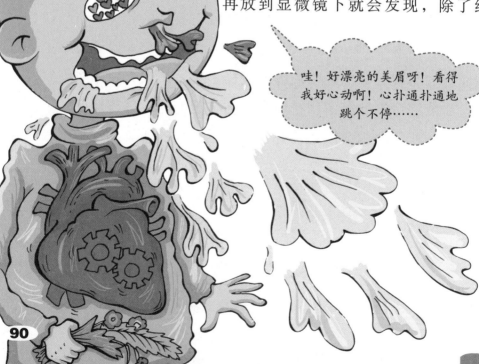

哇！好漂亮的美眉呀！看得我好心动啊！心扑通扑通地跳个不停……

胞、白细胞和血小板这些血细胞以外，还有许多不知名的物质。它们中有些呈微小的颗粒状，而有些完全融化在血液之中，还有一些则是像油脂一样游离在血液之间。众所周知，血液的不断循环，维持着人体的正常运转。当它们从肠胃之中流出来时，会满载着吸收来的营养物质；而从肌肉组织和其他器官流出来的时候，却充满了许多新陈代谢的废物，这些废物包括尿素、无机盐和一些毒素等。也许你不相信，要是把全身的血液抽出来，进行废物过滤的话，那些过滤出来的代谢废物和毒素，按尿液的比例配上水，竟然足够一个人排泄一天的。

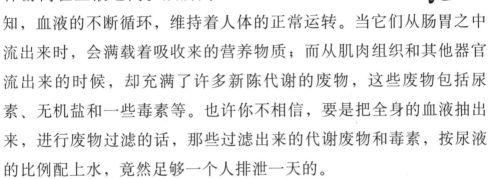

对面的男孩儿看过来……

能够将细菌输送到全身的血液

由于血液在人体中无处不在，一旦血液中出现了什么问题，很容易会引起全身性的疾病。比方说，如果你的手指无意中被小刀划了一下，流了很多血。这个时候，假使你的身体素质并不是很高，自然界中的许多细菌就会从伤口进入身体，顺着血液到达它们想要去的任何地方。血液是很肮脏的，其中包含着许多尿素、脂肪等物质，这些物质都可以为入侵的细菌提供生活必需的能量，纵容其在

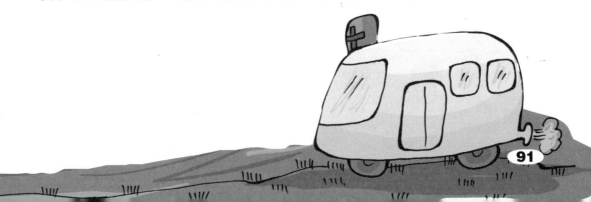

血液内大量繁殖。细菌一般喜欢聚集在肺、肝、肾和皮肤等器官，当它们随着血液到达了目的地以后，就会在那里形成一个个好像水疱一样的脓肿。开始的时候，脓肿很细小，人体也只会觉得有一些不舒服。可是等过了一段时间，这些脓肿就会越来越多，并且接连成片。此时，如果把这些脓肿挑破的话，就会惊讶地发现，在脓肿下面的皮肉早已糜烂不堪，好像是在污水里浸泡了半个多月的猪肉一样。由于这种病症是从血液蔓延到全身的，人们形象地称呼这种病症为脓毒败血症。

总是突然造访的鼻血

哇！是什么东西突然从鼻子里奔涌而出？难道突然感冒流鼻涕了吗？不过怎么有种腥甜的味道？拿来纸巾一擦才发现，原来是流鼻血了。流鼻血学名又称鼻衄，它是因鼻孔内的毛细血管脆弱，血管受到破坏导致血液从鼻孔中流出。流鼻血都是突然性事件，从来不会给我们任何的信号。为什么会出现这样的情况呢？流鼻血的原

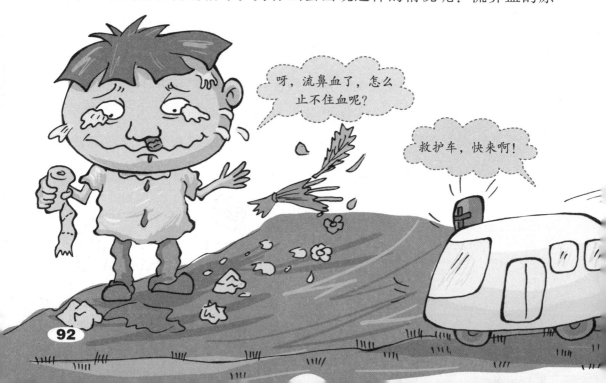

呀，流鼻血了，怎么止不住血呢？

救护车，快来啊！

因很多，不过中医一般认为这是由于人的气血上逆所致，它同肺和肝等部位出现异常有很大的关系。当人的气血上升时，就会流鼻血。上火和流鼻血的原因相同，但是千万不要认为是上火引起的流鼻血。流鼻血并不可怕，当鼻子出血时，不要紧张，保持正常的直立或向前倾的姿势；如果流血很多，要及时求助医生。在生活中少吃辛辣，多吃清热降火的食物，这样就可以减少鼻子出血的状况发生了。

鼻血不止。

由血红蛋白决定的红色血液

血液是红色的，就连在文学作品当中，作者为了描写惊心动魄的悬疑场面，也要常常借助血液的帮忙。那么，它为什么是红色的呢？这其实是因为血液中含有血红蛋白的缘故。在血红蛋白中含有大量的铁元素和氧元素，当这两种元素结合在一起的时候，就会显出鲜艳的红色，从而使整个血液也都变成了红色。如果人类的血液像某些动物一样，通过血蓝蛋白和铜物质来运输氧，那么血液就很有可能是蓝色的。科幻电影中的蓝血人，就是这么诞生的。

神经细胞

体形渺小，危害巨大！

快速增长的 癌细胞

提起细胞，你一定不会陌生，虽然既看不到，也摸不着。不过人体就是由这些许许多多肉眼看不到的微小物质构成的。它们的数量可是数以亿计的，想象一下都觉得不可思议！细胞是人类的朋友，不过可不是所有细胞都那么可爱。其中足以致人死亡的癌细胞，可是人类一直想打倒的敌人呢！

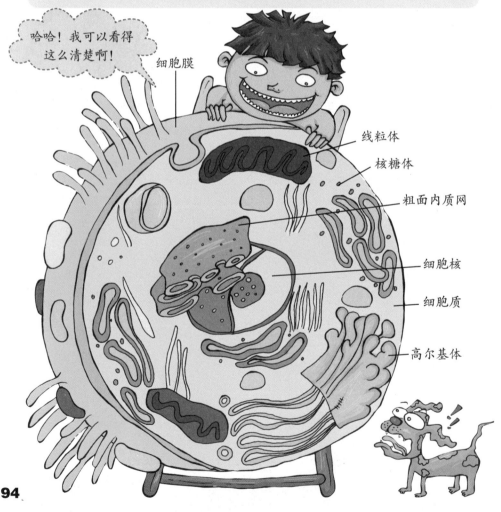

哈哈！我可以看得这么清楚啊！

细胞膜

线粒体

核糖体

粗面内质网

细胞核

细胞质

高尔基体

包括癌细胞在内的**所有细胞**，只能在**显微镜**下才能被看到

哈哈！看到了！

在显微镜下，人体的细胞大小差别很大，最大的细胞是神经细胞，它的尾巴可达1米；最小的细胞是红细胞。

或许你会认为，细胞的形状都是像糖果那样圆圆的。其实，人体细胞并不只有单一的圆形，还有柱形等，其形状和大小与功能有关。例如，神经细胞又长又细，在身体的各部分之间传递信息；口腔内的细胞是扁平多边形的，相互叠在一起形成保护膜；肌肉细胞因为经常收缩而呈梭形或长圆柱形。

细胞大家族的成员可多了。据科学家统计，成人体内的细胞有200多种呢！每个细胞都含有构建和支配人体所需要的各种信息。根据细胞不同的功能，可分为红细胞、白细胞等。它们形状各异，在人体中各司其职。不过，有一种细胞的存在并不受欢迎，那就是一直伤害人身体健康的癌细胞。

并不正常的细胞——癌细胞

癌细胞是一种变异细胞，是癌症产生的根源，同正常的细胞相比，它有无限生长、转化和转移三大明显特点。因此要想消灭癌细胞是非常难的事情。

癌细胞并不是生来就有的，而是由"叛变"的正常细胞衍生而来，然后经过多年的成长变成人人憎恶的肿瘤。你知道吗？癌细胞

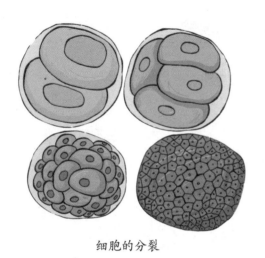

细胞的分裂

的增殖能力实在太快了，其分裂速度可以用倍增的时间计算——1个变2个，2个变4个，以此类推。由于癌细胞不断倍增，癌症发展得越来越快，而发展到晚期的时候，人们能够面对的只有死亡。

癌细胞的最大特点就是不稳定，没有人知道它什么时候会朝着什么方向改变，只能被动地接受。不过它的存在并不是容易的事情，起码在转移的过程中会遇到很多困难。首先，它要经过数十次的变异，而在这个过程中，要不断地躲避白细胞的攻击。如果不够坚强，很容易就会被白细胞杀死。接下来，它要通过微血管进入到一个新的器官。在这里，癌细胞面临着并不友好的环境，有些细胞当即死亡，有些分裂数次后死亡，还有一些保持休眠状态，存活率仅为数亿分之一。不过只要存活下来，在以后的日子里就会不断强大起来，它会无情地挤走正常的细胞，破坏人体各器官的正常功能，从而将癌症患者推向死亡的幽谷。

路途坎坷的癌细胞

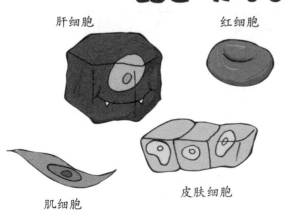

肝细胞　　红细胞

肌细胞　　皮肤细胞

癌细胞其实很可怜，不但人类想遏制它的成长，连它本身都不会支持自己。在它的表面有一种肿瘤抗原，能生成相应的抗体阻止其生长和发展，这种自我免疫力是其与生俱来的。癌细胞中还有一种能使它不断复制并保持其遗传特性的酶，但是这种酶的活性若被抑制和破坏，复制工程也只好终止。这对癌细胞来说又是一大阻碍。

虽然癌细胞的发展受到如此多的阻碍，可是人类并没有那么容易地打败它，这其中的主要原因在于，致癌因素是启动癌细胞生长的"钥匙"，而致癌因素主要包括精神因素、遗传因素等。多把"钥匙"一起用，才能启动"癌症程序"；"钥匙"越多，启动机会越大。而人类还无法破解所有"钥匙"，因此无法攻克癌症。

我是皮肤细胞的老大！

癌细胞可以被"饿死"吗

"饿死癌细胞"是一种民俗说法，只是科学家为了让人们更容易理解而已。所谓把癌细胞"饿死"是通过手术阻断人体对癌细胞的供给。美国哈佛大学的博士早在上世纪70年代就发现，癌细胞要想长成对生命有威胁的"块头"，就必须依赖血液提供营养，为此它与附近的毛细血管相接，从而获取血液"疯长"。如果想办法"勒死"癌细胞周围的血管，它就会因得不到营养而被活活"饿死"。 治疗癌症一半靠药力，一半靠自身免疫力。若身体虚弱，免疫力低下，再好的药物也无法对其有效。

世界上最复杂的 "化工厂" ——肝脏

人体每天通过进食都会不小心吸收许多毒素，如喝酒的时候会喝下酒精毒素，吃蔬菜的时候可能会吃下一些剧毒农药等。那么，为什么没有受到一点儿影响呢？这是因为在人体内，拥有一个巨大的解毒器官——肝脏。

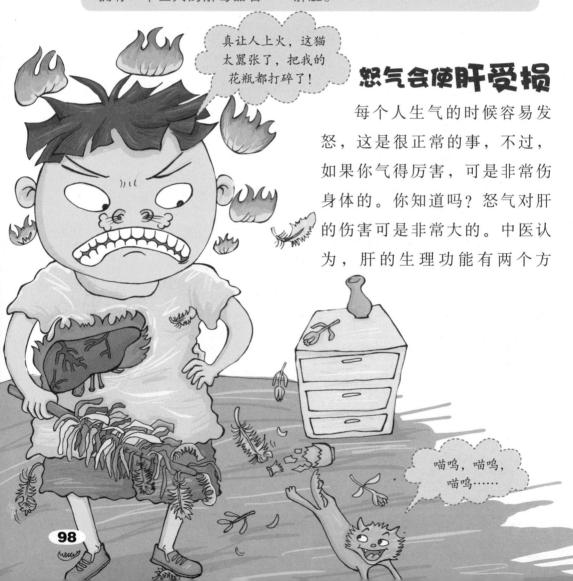

真让人上火，这猫太嚣张了，把我的花瓶都打碎了！

怒气会使肝受损

每个人生气的时候容易发怒，这是很正常的事，不过，如果你气得厉害，可是非常伤身体的。你知道吗？怒气对肝的伤害可是非常大的。中医认为，肝的生理功能有两个方

喵呜，喵呜，喵呜……

面：一是主疏泄，二是主藏血。其中所谓的主疏泄，是保持精神方面既不抑郁也不亢奋，也就是平常所说的使心情舒畅。一旦生气，肝气得不到疏泄，会导致气血不调和，很容易产生各种疾病。如果这种情况长期得不到缓解，再加上病人身体素质较差，就容易上火，从而引发糖尿病、咳血等。肝火大还会引起高血压，严重的会发生中风以及出现脑溢血的症状。

怒不但伤肝，而且伤身，暴怒还会毁掉一个人现存的理智，无论对于本人还是他人都没有任何好处，所以为了自己的身体健康，有了怒气要及时发泄出来，不要憋在心里。当然，最好时刻保持心态平和不要生气。

拥有"解毒功能"的肝脏

你知道吗？世界上最大、最复杂的化工厂竟然是人体中的肝脏。肝脏由肝细胞组成，数目多得根本无法数清。它是人

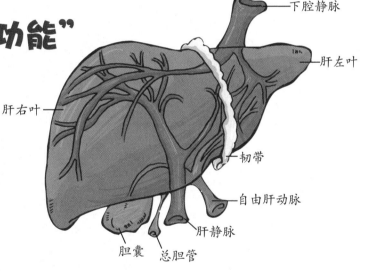

下腔静脉

肝左叶

肝右叶

韧带

自由肝动脉

肝静脉

胆囊　总胆管

体中最大的腺体，也是最大的实质性脏器。肝右叶间裂将右半肝分为右前叶和右后叶，右段间裂又将右前叶、右后叶分别分成上下两段。这些肝脏的"生产车间"可以生产许多物质，其中包括1000多种酶。肝脏不但有合成作用，而且还能分解许多物质。除此之外，更重要的是肝脏是人体解毒的总机关，具有化解细菌、酒精和其他

毒素的功能。当细菌毒素侵入时，肝脏里的"转氨酶"会把毒素分解，从而产生抗体，以后再有同样细菌侵入时，就无法伤害人体了。要是没有肝脏的这些解毒功能，也许用不了多久，人就会被毒死了呢！

肝脏不仅具有排毒的功能，它还能够产生胆汁，帮助消化脂肪等营养物质。另外，肝还具有造血功能。胎儿在妈妈肚子里的9～24周这段时间，都是由肝脏代替骨髓造血的。因此，肝脏对于维持生命和内外环境的稳定起了不可替代的作用呢！

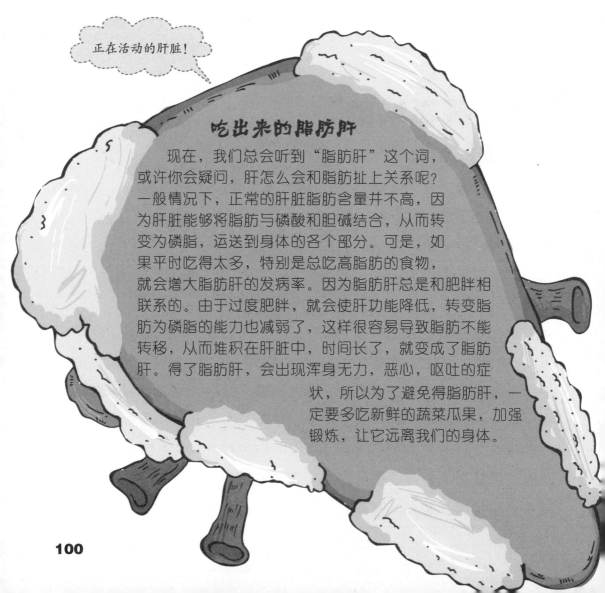

正在活动的肝脏！

吃出来的脂肪肝

现在，我们总会听到"脂肪肝"这个词，或许你会疑问，肝怎么会和脂肪扯上关系呢？一般情况下，正常的肝脏脂肪含量并不高，因为肝脏能够将脂肪与磷酸和胆碱结合，从而转变为磷脂，运送到身体的各个部分。可是，如果平时吃得太多，特别是总吃高脂肪的食物，就会增大脂肪肝的发病率。因为脂肪肝总是和肥胖相联系的。由于过度肥胖，就会使肝功能降低，转变脂肪为磷脂的能力也减弱了，这样很容易导致脂肪不能转移，从而堆积在肝脏中，时间长了，就变成了脂肪肝。得了脂肪肝，会出现浑身无力，恶心，呕吐的症状，所以为了避免得脂肪肝，一定要多吃新鲜的蔬菜瓜果，加强锻炼，让它远离我们的身体。

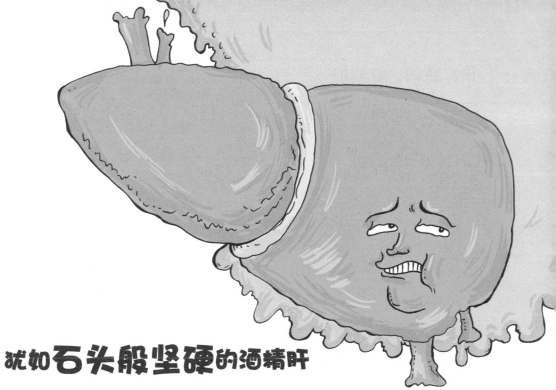

犹如石头般坚硬的酒精肝

很多人无论是开心还是悲伤，就喜欢用酒来发泄一下。不过只要是酒，就会含有酒精，而酒精是有毒的。因此，人只要一喝酒，体内的肝脏就会开始加班加点地工作了。它会分泌出多种复杂的酶，将人体吸收的酒精转化成无害的物质，因此肝对酒精的消化是一个长期的过程。根据科学家们的统计，肝一天最多只能分解80克的酒精，如果人体吸收的酒精超过了这个量的话，多出来的就会被储存在肝脏里。这样一来，娇嫩的肝细胞由于受到了酒精的侵袭，会逐渐变异或者坏死，进而引发酒精性肝炎。随着酒精性肝炎的发生，肝细胞就会慢慢失去伸缩性，形成一个个像疙瘩一样的硬化组织。如果持续饮酒，这些硬化组织就会渐渐扩大，最后整个肝脏变得像石头一样坚硬，即肝硬化。一旦肝硬化发生以后，由于无法再分泌胆汁等消化液，就会使整个消化系统受到影响，进而导致人体因为吸收的营养物质越来越少，变得消瘦和贫血，最终只有死亡。

淡红色的，软软的

成为烟焦油驻地的肺

肺 是人体呼吸系统中最重要的器官，因为人吸入的氧气和呼出的二氧化碳就是在肺里进行交换的，所以我们把肺称为"气体交换器"。可是，这么重要的身体器官并不被所有人珍惜。不知你有没有见过吸烟者被烟油占领的肺的图片，实在是太触目惊心了！原来，光滑的肺会因为吸烟而变得粗糙不堪，表面还长满霉斑，恶心极了！

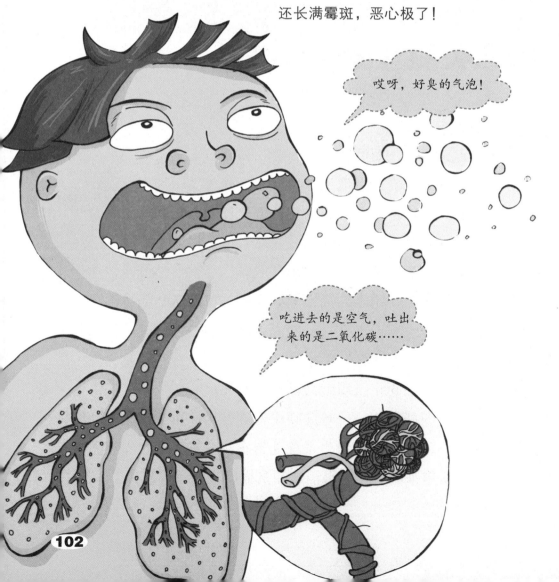

哎呀，好臭的气泡！

吃进去的是空气，吐出来的是二氧化碳……

淡红色的看似软软的肺

肺分为左肺和右肺，位于人的胸部，紧挨着心脏。它们又轻又软，被包围在肋骨骨架之内，像两个大大的海绵袋子，十分富有弹性。每个肺内约有3亿个肺泡。肺泡表面布满了丰富的毛细血管网，是肺内进行气体交换的小泡囊，像一个个小气球，有非常薄的壁。其中的细胞能够分泌出一种液体，覆盖着肺泡的内表面，阻止肺泡萎陷。

而气体交换就是指氧气与二氧化碳的交换。人体吸入的空气进入肺泡后，其中的氧气会透过肺泡壁和毛细血管壁进入毛细血管的血液，并随血液流动，到达全身各个部位；同时，血液里的二氧化碳也会被排到肺泡里，通过人的呼吸排出体外。

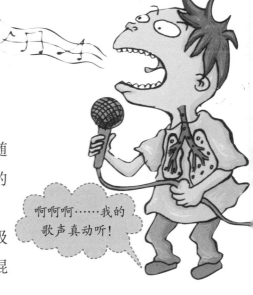

啊啊啊……我的歌声真动听！

一般来说，肺的颜色是淡红的，但随着年龄的增长，每个人的肺由于受污染的程度不一样，颜色也会有所不同。比如，儿童的肺部呈现出淡红色，而成人由于吸入了大量尘埃，肺多呈深灰色，上面还混有许多黑色斑点。此外，经常吸烟的人，肺的颜色会更深些。

吸烟后彻底被"毁容"的气体交换器

大家都知道，"吸烟有害健康"。那么吸烟到底会伤害到身体哪些部位呢？其实，吸烟对肺这个器官危害最大。健康人的肺看起来是淡红色的，而长期吸烟人的肺却是黑的。每支烟燃烧时能够释

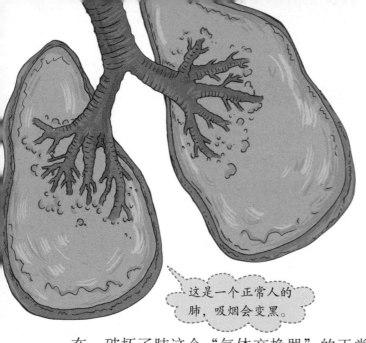

这是一个正常人的
肺，吸烟会变黑。

放出上千种化学物质，其中包含尼古丁、一氧化碳、焦油等49种致癌物质。尼古丁是一种会使人上瘾的物质，由肺部吸收，从而对人的神经系统发挥作用；一氧化碳能够降低红血球输氧的能力，因为它的存在，破坏了肺这个"气体交换器"的正常工作；焦油是由很多种物质混合而成的有毒物质，它在肺中浓缩成一种黏性的物质，并紧紧包围住肺。吸烟让肺布满烟尘，日积月累，原本健康的肺就会不堪重负。

可怕的肺癌

受到伤害的肺总是不断"抱怨"着，时间一长就会开始惩罚人体，肺癌就是其中一种惩罚方式。近半个世纪来，发病率和死亡率不断上升的肺癌，对人类的健康和生命造成了相当大的危害。

早期的肺癌并没有特殊的症状，看起来就像呼吸系统的疾病一样，只是咳嗽、胸闷等，很容易被人们忽略。而到了肺癌晚期，由于肿瘤的存

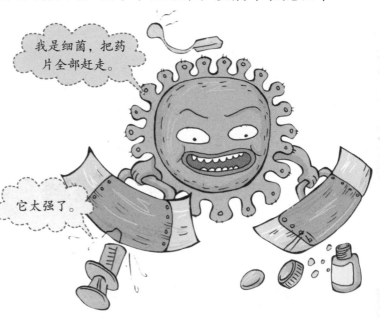

我是细菌，把药片全部赶走。

它太强了。

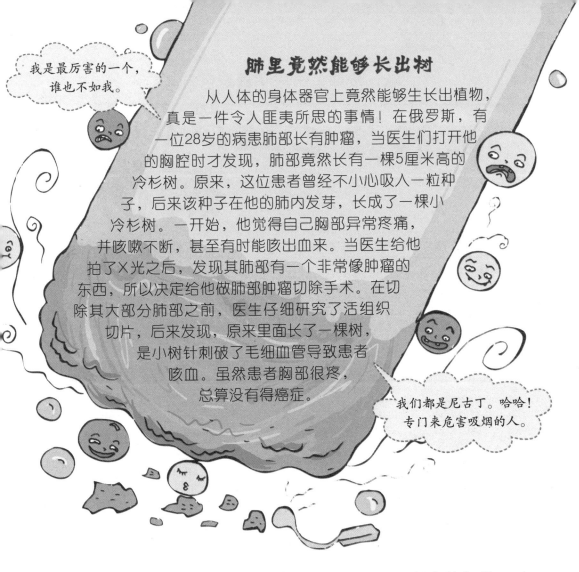

肺里竟然能够长出树

从人体的身体器官上竟然能够生长出植物，真是一件令人匪夷所思的事情！在俄罗斯，有一位28岁的病患肺部长有肿瘤，当医生们打开他的胸腔时才发现，肺部竟然长有一棵5厘米高的冷杉树。原来，这位患者曾经不小心吸入一粒种子，后来该种子在他的肺内发芽，长成了一棵小冷杉树。一开始，他觉得自己胸部异常疼痛，并咳嗽不断，甚至有时能咳出血来。当医生给他拍了X光之后，发现其肺部有一个非常像肿瘤的东西，所以决定给他做肺部肿瘤切除手术。在切除其大部分肺部之前，医生仔细研究了活组织切片，后来发现，原来里面长了一棵树，是小树针刺破了毛细血管导致患者咳血。虽然患者胸部很疼，总算没有得癌症。

在，使患者面部和颈部开始出现水肿并伴有不同程度的气促，对于他们来说，呼吸变成了一件困难的事。

虽然癌症的发病原因至今尚未弄清，但有一点可以确定：吸烟是其中众多因素中的一个主要因素。癌细胞是正常细胞在裂变过程中发生突变形成的，夜间是细胞裂变最旺盛的时期，如果夜间吸烟过多，人体很难控制细胞发生变化而成为癌细胞。于是，曾经如此健康的肺，就被烟油一点点地腐蚀了。

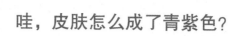

哇，皮肤怎么成了青紫色？

血液死亡造成的
瘀伤

如果从一个败血症患者身边经过，可能会闻到一股腥臭的坏血味道，还能看到他身上衣服根本掩盖不住的青紫色斑痕。如果你不小心摔了一跤，身上也可能会出现那种青紫色的斑痕。不过不用担心，这个只是普通的瘀伤。

瘀伤就是死亡血液的颜色

瘀伤是对皮下的肌肉组织出血的统称。也许你不相信，仅仅只有指甲盖那么大的一块皮肤下面，包含的所有毛细

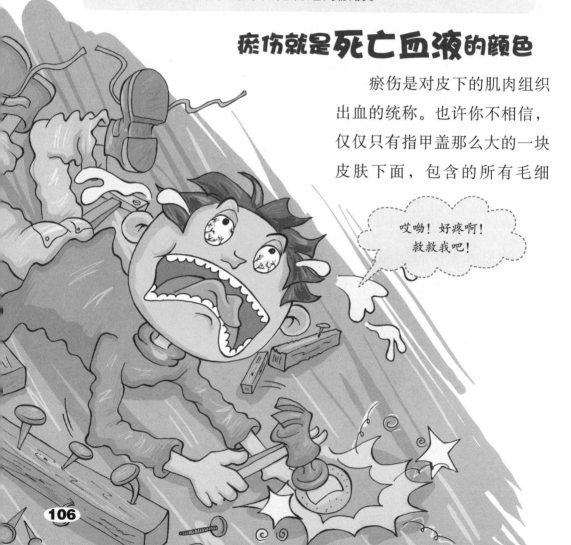

哎呦！好疼啊！救救我吧！

血管首尾相连的总长，竟然比你的手臂还要长。这些比头发丝还要细的毛细血管，就好像乱麻一样，分布在肌肉的各个角落，它们的任务就是为肌肉组织输送养分并带走新陈代谢的废物。毛细血管十分脆弱，只要受到一次剧烈的碰撞，就可以使其轰然破裂。随即，大量血液从毛细血管中奔涌而出，流淌到其肌肉的各个角落。当身体受到了剧烈撞击以后会变得红肿不堪，实际上就是因为体内的毛细血管破裂，大量血液在体内流淌。当然，这仅仅是一个开始。我们都知道，人体是一个密封的组织，在皮下的肌肉内是不允许有空气存在的。这样一来，当血液里的血细胞因氧气耗尽而渐渐死亡以后，就会呈现出青紫色。这个时候，瘀伤才算是真正形成。当手臂上出现瘀伤斑痕的时候也许你不会想到，那些青紫色的部分，竟然都是已经死亡了好几个小时的血液。

由白血球帮忙从而消失的瘀伤

任由一摊已经死亡的血液在肌肉组织内流淌，会发生什么事？如果掀开瘀伤表面的皮肤，就能闻到一股好像死鱼一样的腥臭味，这就是淤血的味道。这个时候，许多细菌入侵到淤血之中并迅速繁殖起来，然后逐渐侵蚀肌肉组织，最终造成皮肉的溃烂。因此，如果身上出现了瘀伤，千万不要把它弄破，否则一定会伤口感染。

如果身上出现了瘀伤该怎么办呢？难道就束手无策了吗？当然不是。在人体里面有一种白血球，它是清理淤血的行家能手。一旦出现了瘀伤，身体就会派出大量

发现有瘀血的时候，用冰块敷一下！

107

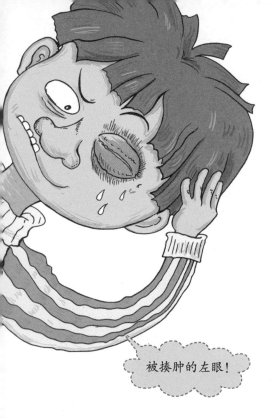

被揍肿的左眼！

白血球聚集到瘀伤附近。这些白血球在显微镜下都像荷包蛋一样，胖嘟嘟的，它们可以将淤血当中死去的血细胞，像吃糖豆一样吃到肚子里面去。等到白血球开始清淤工作以后，瘀伤就会开始出现明显的变化，从最开始的青紫色，逐渐变成黄色。大约几周时间，白血球把淤血当中死亡的血细胞全部清理干净，淤血中的水分也被附近的肌肉组织吸收以后，瘀伤就会完全消失了。

让血管变得像海绵一样的紫癜

对于一般的瘀伤来说，过不了多久，它就会自动消失。但是，如果身上的瘀伤出现得过于频繁，或者明明没有发生任何碰撞行为，却出现了许多莫名其妙的瘀伤，那么，这极有可能是某些出血症的先兆。比如紫癜就会造成全身上下经常出现大面积的瘀伤。

如果将紫癜症患者的血管从肌肉之中挑出来，就会发现，他们的血管非常脆弱，像干枯的树皮一般，轻轻用手一碰，很容易造成血管的断裂，随即引发大规模出血。并且血管的通透性变得非常强，像是海绵，出现一个一个非常细小的孔洞，血液从这些孔洞中缓缓溢出来。这有可能是缺少某种维生素，或者是生理机制出现的一些问题引起的。而且，紫癜症的出血范围可不仅仅只有皮肤表面，在你的内脏甚至是大脑内，都有可能出现大面积的瘀伤。因

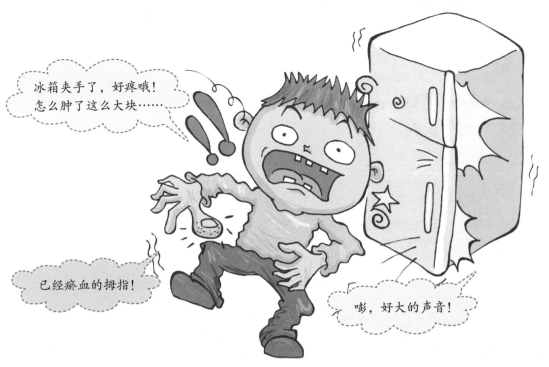

此，要是身上经常出现许多莫名其妙的瘀伤，就一定要尽快到医院进行检查，否则极有可能因为大出血而导致休克。

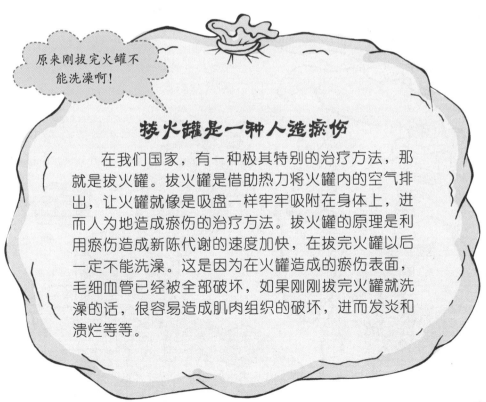

拔火罐是一种人造瘀伤

　　在我们国家，有一种极其特别的治疗方法，那就是拔火罐。拔火罐是借助热力将火罐内的空气排出，让火罐就像是吸盘一样牢牢吸附在身体上，进而人为地造成瘀伤的治疗方法。拔火罐的原理是利用瘀伤造成新陈代谢的速度加快，在拔完火罐以后一定不能洗澡。这是因为在火罐造成的瘀伤表面，毛细血管已经被全部破坏，如果刚刚拔完火罐就洗澡的话，很容易造成肌肉组织的破坏，进而发炎和溃烂等等。

哇，真吓人！

储存绿色"苦汁"的胆

胆 在人体中发挥着重要的作用，每当油腻的肥肉通过胃到达十二指肠以后，它就开始分泌出大量胆汁，这些胆汁看起来绿绿的，不过也正是因为它，才会把这些肥肉消化得干干净净啦！

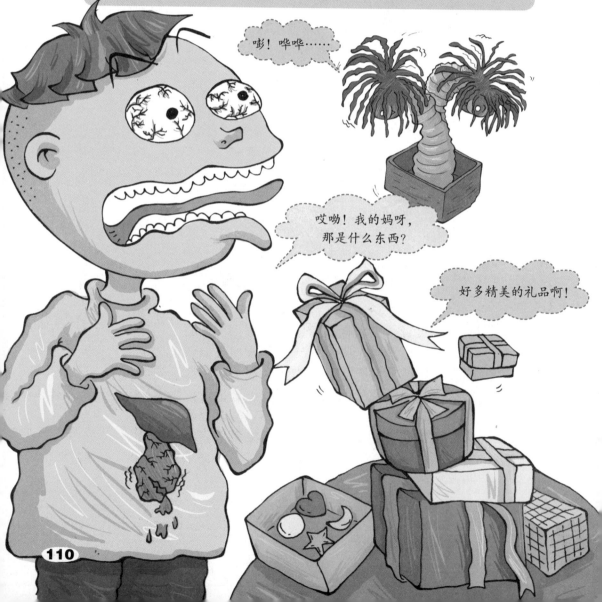

嘭！哗哗……

哎呦！我的妈呀，那是什么东西？

好多精美的礼品啊！

可以把肝脏**腐蚀**出许多**小孔**的肝胆汁

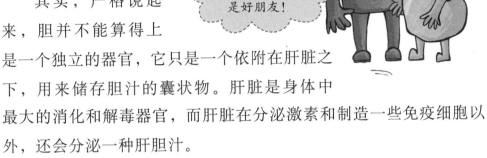

咱们两个永远是好朋友!

其实，严格说起来，胆并不能算得上是一个独立的器官，它只是一个依附在肝脏之下，用来储存胆汁的囊状物。肝脏是身体中最大的消化和解毒器官，而肝脏在分泌激素和制造一些免疫细胞以外，还会分泌一种肝胆汁。

肝胆汁是一种特殊的消化液，呈金黄色，带有像肥皂一样的弱碱性。如果长时间堆积在肝脏里面，会把肝脏腐蚀出许多像针孔一样的小孔，甚至有可能使其直接坏死。不过，这样的情况一般不会出现，因为在肝脏的下面，有一条专门排出肝胆汁的肝管，可以将肝胆汁源源不断地排到胆囊里面。

作为储存肝胆汁的胆囊可不怕腐蚀，这是怎么回事呢？原来，在胆囊的内壁上，覆盖着一层像胶水一样的透明黏膜，将娇嫩的胆囊器官与肝胆汁完全隔离开来。而且，这层黏膜除了具有保护胆囊不受肝胆汁腐蚀的作用之外，还可以吸收肝胆汁当中的水分。也许你不相信，就是这样一层薄薄的黏膜，竟然能吸收肝胆汁中90%以上的水分，将肝胆汁浓缩十几倍，不过也正是它的这种特性，让一个只有婴儿拳头一般大小的胆囊，可以储存超过一个矿泉水瓶的肝胆汁。

胆汁的颜色就好像**臭水沟里发绿的液体**一样

如果呕吐过于剧烈，把胃里的东西吐完以后，还会继续吐出来一种发绿的液体，这就是胆汁。但是胆汁从肝脏分泌出来的时候不应该是金黄色的吗？怎么会变成深绿色呢？

这是因为在胆汁中，有一些诸如磷脂、钠、钾、磷酸盐、碳酸盐和由于肝脏新陈代谢产生的废物等，而肝胆汁中的水分被胆囊黏膜吸收以后，这些物质的浓度就会增加，所以胆汁从金黄色逐渐变成深绿色。

胆汁之所以最后被吐出来，是因为它的主要工作场所在胃下面的十二指肠。一般情况下，在人吃完饭3小时以后，食物就会穿过胃部进入到十二指肠之中。这个时候，十二指肠由于受到食物的刺激，会分泌出一种叫做缩胆囊素的特殊物质，这种物质可以促使整个胆囊的肌肉像气球一样进行收缩，进而将胆囊内经过浓缩和提纯后的胆汁排入十二指肠。本来，胆汁是要在这里消化胆固醇和脂肪的，但是如果发生呕吐，在十二指肠中间的胆汁，就只能排在胃部其他东西的后面，最后被吐出来。

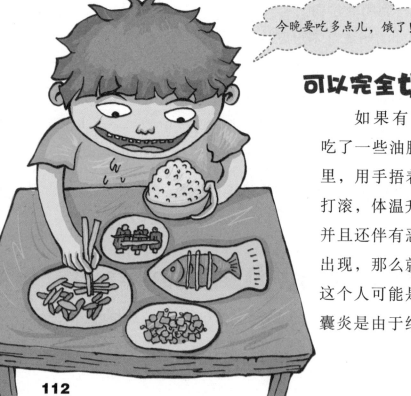

今晚要吃多点儿，饿了！

可以完全切除的胆囊

如果有人在晚餐的时候吃了一些油腻的食物，到了夜里，用手捂着右上腹疼得满床打滚，体温升高到38℃以上，并且还伴有恶心和呕吐的状况出现，那么就可以粗略判断，这个人可能是得了胆囊炎。胆囊炎是由于细菌侵蚀所引起的胆囊发炎，有些病情严重的，甚至可以直接摸到腹部下面那肿大的胆囊。可以想象，在发生炎症的胆囊之中，一定充满了糨糊一样的黄白色脓液。到了这时，医生为了挽救病人的生命，不让胆囊内的细菌扩散到其他地方，就要进行胆囊切除手术。可是胆囊不应该是人体的一个重要器官吗？怎么可以切除呢？

其实，现代的科学研究表明，胆囊是一个完全可以被遗弃的器官。这是因为，即使没有胆囊，只要肝脏分泌的胆汁最终能够进入到十二指肠，就同样可以帮助消化和吸收。不仅如此，当胆囊被切除以后，负责输导胆汁的胆管也会变得越来越粗，以便代替失去的胆囊进行胆汁的浓缩和提纯。

胆结石是从胆汁里凝结演化出来的

胆结石是一种常见病，一般分为胆固醇结石和胆色素结石两种。胆固醇结石是由于平时吃的油腻食品太多，造成体内胆固醇的含量过高。这样一来，肝脏为了保持体内各种元素的平衡，就将胆固醇通过胆汁排泄出去，而胆汁会在胆囊内停留很长一段时间，因此胆汁内的胆固醇就很容易凝结在一起，从而演化成一个一个小石头。而胆色素结石则是因为患有寄生虫病或血液疾病，导致血流中的胆色素含量增加，通过肝脏排泄到胆囊后，与胆固醇结石一样，会凝结和沉淀成一个一个小石头。

嘭，嘭，嘭，真有规律！

整天忙个不停的心脏

如果有机会切开左胸，掀起厚厚的肋骨，就能在左边肺部的下面，找到一个不停跳动的东西。它的形状很像一个桃子，大小和拳头差不多，这就是心脏，负责整个人体的血液供应。心脏整天都会不停地跳动，如果哪天它休息了，人的生命也会走到尽头。

被像渔网一样的东西胡乱覆盖的心脏

如果把心脏放大无数倍，在心脏的表面，就可以清楚地看到，有许多仿佛绳索一样的肌肉，被一层透明的薄膜包裹着。这些肌肉如同麻绳一般相互缠绕在一起。要是可以抽出其中一根的话，就会发现，这些交缠成心脏的肌

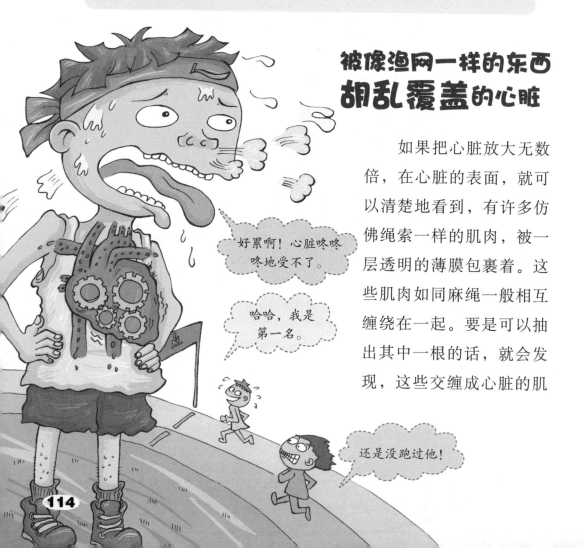

好累啊！心脏咚咚咚地受不了。

哈哈，我是第一名。

还是没跑过他！

肉就好像橡皮筋一样富有弹性。真是太奇妙了！

在心脏的背面，能够找到许多像蜘蛛丝一样的东西，那就是迷走神经。就是这些迷走神经，让心脏肌肉犹如气球般不停伸展和收缩，从而不断地将新鲜的血液通过连接心脏的动脉血管，输送到全身的各个角落。

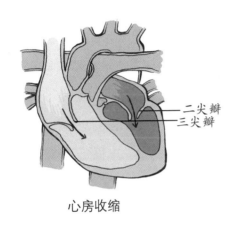

二尖瓣
三尖瓣

心房收缩

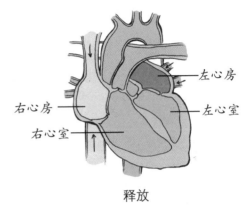

左心房
右心房
左心室
右心室

释放

扩大的心脏是心脏病的前兆

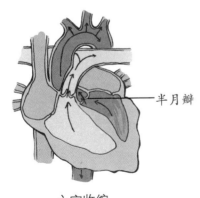

半月瓣

心室收缩

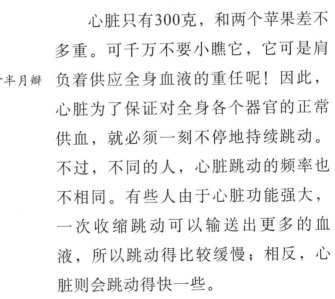

心脏只有300克，和两个苹果差不多重。可千万不要小瞧它，它可是肩负着供应全身血液的重任呢！因此，心脏为了保证对全身各个器官的正常供血，就必须一刻不停地持续跳动。不过，不同的人，心脏跳动的频率也不相同。有些人由于心脏功能强大，一次收缩跳动可以输送出更多的血液，所以跳动得比较缓慢；相反，心脏则会跳动得快一些。

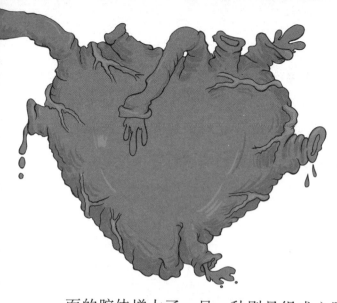

那么，如果有办法让心脏长大一些，是不是就可以让其功能变得更加强大了呢？当然不是，心脏增大不但对身体没有任何好处，相反，还会给身体带来巨大的危害。一般来说，心脏扩大有两种可能：一种是心脏里面的腔体增大了；另一种则是组成心脏的肌肉增大了。要是心脏里面的腔体增大了，那么心脏肌肉就会相应变薄，长时间的紧绷状态会让它们最终像琴弦一样崩断，从而导致心脏死亡。而心脏的肌肉增大则是属于一种肌肉细胞的不正常增长，逐渐增大的心脏会不断地压迫其中的空间，让血液的空间变得越来越小，导致心脏的跳动越来越急促，最终被活活"累死"。因此，不管是哪种可能性，都是心脏病发生的前兆。

阿米巴寄生虫吞食心脏的肌肉组织

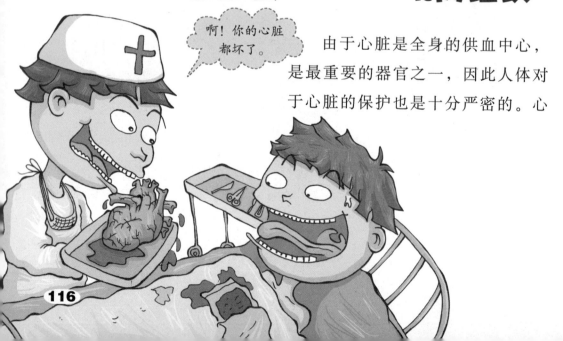

由于心脏是全身的供血中心，是最重要的器官之一，因此人体对于心脏的保护也是十分严密的。心

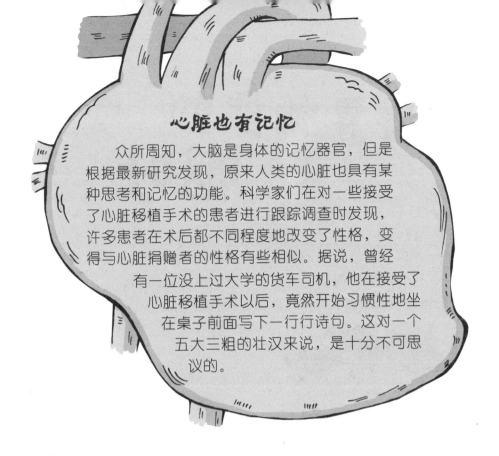

心脏也有记忆

众所周知，大脑是身体的记忆器官，但是根据最新研究发现，原来人类的心脏也具有某种思考和记忆的功能。科学家们在对一些接受了心脏移植手术的患者进行跟踪调查时发现，许多患者在术后都不同程度地改变了性格，变得与心脏捐赠者的性格有些相似。据说，曾经有一位没上过大学的货车司机，他在接受了心脏移植手术以后，竟然开始习惯性地坐在桌子前面写下一行行诗句。这对一个五大三粗的壮汉来说，是十分不可思议的。

脏外面有一层像胶水一样，可以有效减少它与胸腔之间摩擦的黏膜；心脏里面充满着许多酶，可以最大限度地阻止细菌和病毒的入侵。乍看之下，似乎心脏已经被保护得密不透风了，但实际上，有一种叫做阿米巴的寄生虫，可以穿透所有防线，最终寄居到心脏的肌肉当中去。它们在这里，疯狂吞食着其中的肌肉组织，并且在身体最重要的地方随地大小便。当感觉到心脏不舒服，在大批能吞噬细菌的白细胞去往心脏的时候，那些狡猾的阿米巴寄生虫就会在自己的身上形成一种包囊，像乌龟壳似的把自己包裹起来。这样一来，白细胞对阿米巴寄生虫无可奈何并大量死去，形成脓液。而脓液的产生，又会导致周围的心肌组织发炎，从而吸引更多的细菌前来。如果不及时处理的话，这些脓液就会让心肌出现腐败和溃烂，最终造成心力衰竭，导致人体的死亡。

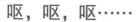

呕，呕，呕……

将胃掏空的呕吐

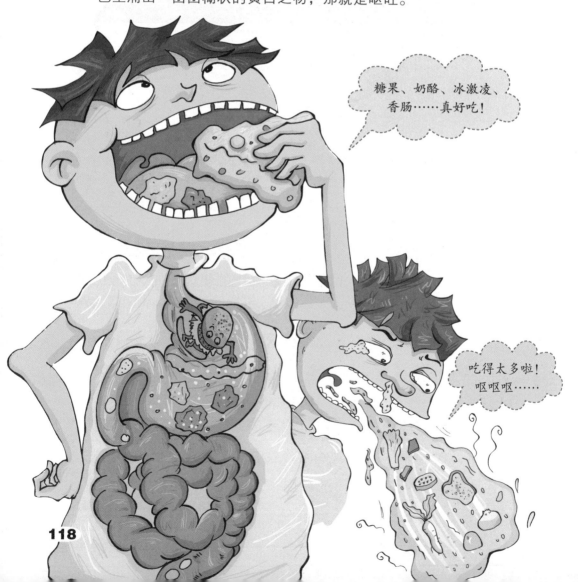

在摇摆不定的船上，常常会有人满脸痛苦地躬身站在马桶的旁边，张着嘴巴，伴随着"呕、呕"的声音，不断地从嘴巴里涌出一团团糊状的黄白之物，那就是呕吐。

糖果、奶酪、冰激凌、香肠……真好吃！

吃得太多啦！呕呕呕……

呕吐是胃部别无选择的排泄

相信有呕吐经验的人是不会忘记那种难受的感觉的。刚开始可能只是嘴里微微泛酸，但是到了后来，一种黏黏糊糊的、稠粥似的东西，仿佛决堤的洪水一般，从喉咙翻涌而出。这个时候，胃里的滋味同样不好受，那种感觉就好像有人拿着一根棍子在胃里搅弄，刺激得鼻涕和眼泪一起流出来。每当被这种痛苦折磨得难受至极的时候，我们总是会止不住地发问，呕吐究竟是怎么回事呢？

其实，呕吐就是被东西刺激中枢神经而引起的一种自我保护反应。人脑后有一种名叫延髓的物质，是整个人体的生命中枢。如果有酒精或其他东西刺激到了食道或胃部，机体就会向延髓发出求救信号。此时，延髓为了避免刺激物继续进入肠道，就会关闭胃部连通肠道的入口，不仅如此，食道与肺部之间的通道也被延髓一同关闭。虽然这些通道都被关闭了，但是胃部的消化蠕动还在继续，其中的东西必然要寻找到一个排泄口，而这个时候似乎除了与食道相连的嘴巴以外，没有第二个选择了。于是，所有刚刚吃下去的东西，就排着队，浩浩荡荡地从嘴巴里涌出。

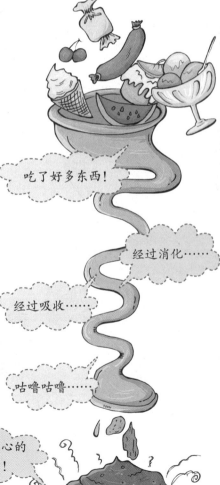

胃黏膜要吐了。

吃了好多东西！

经过消化……

经过吸收……

咕噜咕噜……

就成了恶心的便便了！

119

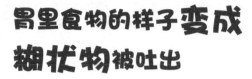

不好，想吐！

胃里食物的样子变成糊状物被吐出

　　好了，受到刺激的延髓对胃部下达呕吐指令以后，就可以痛痛快快地吐一场了。可这个时候，一些细心的人会惊讶地发现，不管呕吐是由何种原因造成的，也不管你之前吃过什么，结果吐出来的东西都是糊状物，这是怎么回事呢？

　　让我们顺着食物的足迹再来一次旅行就会发现，食物最开始进入的是口腔，那些比石头还要坚硬的牙齿如同磨盘一样，将其碾磨得粉碎，并混合着口水进行初步的消化以后，食物被输送到胃里。在这里，有超过3500万个胃腺不断分泌出盐酸和酸性的酶腐蚀和消化食物，将本来已经十分细碎的食物，分解成更加细碎的物质，然后与水搅拌混合在一起，再结合一种胃部为了保护自己所分泌出来的黏液。最终，这些物质一起在胃部蠕动的搅拌混合下，形成了人所吐出来的糊状物。

胃酸可以把你的舌头分解成糨糊一样的物质

　　呕吐完了以后，通常正常的反应都是漱口。这是因为除了那些恶心的呕吐物以外，嘴里还会阵阵泛酸，而且在酸味中间，还夹杂着一些苦涩的味道，这是怎么回事呢？

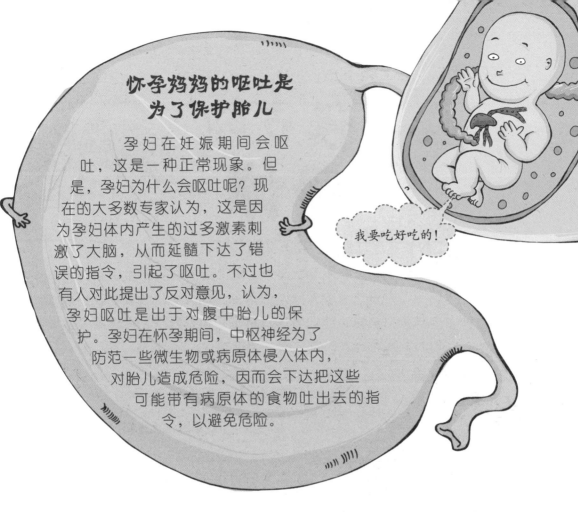

怀孕妈妈的呕吐是为了保护胎儿

孕妇在妊娠期间会呕吐，这是一种正常现象。但是，孕妇为什么会呕吐呢？现在的大多数专家认为，这是因为孕妇体内产生的过多激素刺激了大脑，从而延髓下达了错误的指令，引起了呕吐。不过也有人对此提出了反对意见，认为，孕妇呕吐是出于对腹中胎儿的保护。孕妇在怀孕期间，中枢神经为了防范一些微生物或病原体侵入体内，对胎儿造成危险，因而会下达把这些可能带有病原体的食物吐出去的指令，以避免危险。

我要吃好吃的！

呕吐物是从胃里出来的，这点毋庸质疑。那么这样一来，通过胃的搅拌，和食物混合在一起的消化液也就会被毫无疑问地带出来。而在消化液中，占比例最大的就是胃酸了，这是一种拥有强大分解能力的液体，可以将人吃下去的所有食物全部分解成黏稠状物体。因此，当呕吐完毕，感觉嘴里泛酸的时候，这很有可能就是舌头发出的警告信号，似乎是在说："懒惰的家伙，赶紧去漱漱口吧，要不然我就要和你吐出来的东西一个下场了！"

除了胃酸以外，胆汁也是一种重要的消化液。它是由肝脏分泌，经过胆囊浓缩以后的带有强烈苦味的汁液。在呕吐的时候，胆汁也会一同被带出来。

爬来爬去，爬上爬下……

被螨虫侵占的身体

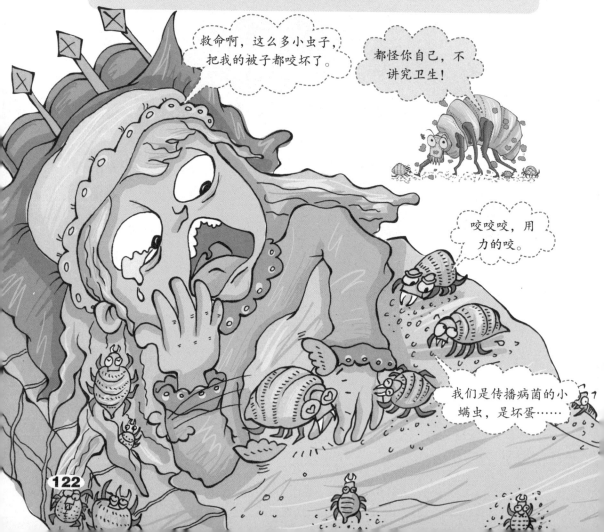

脸上的青春痘可能是"螨虫惹的祸"。螨虫不仅会寄生在脸上，还会爬满全身，是人身上最常见的一种寄生虫，几乎每个人的身上都寄生着或多或少的螨虫。螨虫不但会侵害我们的身体，而且难以清除，即使涂抹药物将它们杀死了，可过不了多久，它们又会重新在人的身上建立根据地。

小小尘螨，带来鼻炎大麻烦

"阿嚏！阿嚏！"每到夏季，总会有些人一直流鼻涕，并不断地咳嗽。咦？这是怎么回事？明明没有感冒啊！原来，导致这些症状的罪魁祸首就是螨虫。螨虫是一类寄生虫，专靠刺吸人的皮肤组织细胞和皮脂腺等分泌的油脂为生。它是导致过敏性鼻炎的主要元凶之一，特别喜欢潮湿、高温及充满灰尘的环境。因为在湿热的环境里，它能够迅速地发育繁殖。每年8月份是过敏性鼻炎高发的季节，尘螨就聚集在灰尘堆积的地方，以人体脱落的死皮为食。它们一边吃着死皮，一边通过粪便释放一种消化酶，然后把下一顿要吃的食物都泡在自己的粪便里，而其粪便里面的消化酶就是对人体有害的物质。人一旦从空气中吸到这些有害物质，就会引发过敏性皮炎，甚至哮喘，真的十分可怕！

既然尘螨喜欢温暖潮湿的地方，我们每天睡觉的床上就少不了它们的踪影。不过，要想消灭床上的尘螨也不是很难，只要经常在阳光下晒一晒被褥并勤换洗就可以了。

常驻人体的毛囊虫和疥螨

螨虫是一种微生物，即使它的体重再怎么增长，我们用肉眼也看不到。于是，这些小家伙为了证明自己的存在，总是不停地折磨着人类。

一般出现在人体上的螨虫主要是毛囊虫和疥螨。毛囊虫长得很像蚯蚓，大部分都喜欢把头埋在眉毛的毛囊里。但一到夜

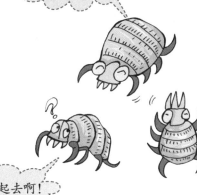

哈哈，又找到好吃的了！

兄弟们，一起去啊！

里便会从毛囊里爬出来，并在眉毛周围四处搜寻。不过不要担心，因为一般的毛囊虫对人体没有多大伤害。

跟毛囊虫比起来，疥螨就不一样了。它们会穿透皮肤，把皮肤当成食物，特别是在人体比较柔嫩的手腕、腋下、腹股沟等部位挖洞，甚至还在这些地方产卵。如果身体被疥螨侵占，就会觉得非常痒。它还能引起顽固的皮肤病，有时候只要有一点点的皮肤接触就会传染。

被子3个月不洗就会有600万个螨虫出现

> 万能吸螨虫机，螨虫，哪里跑！

> 不好，兄弟们快快逃命要紧！

你多久没有洗洗自己的被子啦，有没有超过3个月？要是超过了3个月，那每天当你睡觉的时候，都会有600万个螨虫在你被子上爬行，想一想就觉得可怕啊！这是为什么呢？现在很多房子由于室内装修封闭很好，通风和采光不佳，这种环境就为螨虫的繁殖生长及传播营造了条件。尤其是不经常洗的被褥更是成了螨虫的重灾区。在适宜的条件下，一个细菌经过8小时的连续繁殖就能生成1600万个细菌。有关科学家曾经做过实验，发现了一个惊人结果：3个月不洗的被子里将会滋生600万个螨虫！人们通常以为，被子只要晒了就干净了。其实这只是一种心理安慰。紫外线的杀菌作用有限，即便阳光充足，也无法阻止被子中螨虫的生长。因为螨虫主要附着在被子表层，晒被子只会让它们往被子里面钻，即使用手拍打被面，也只会把其尸体和排泄物拍成粉末状，反而增加了过敏源。所以，我们应该经常换洗被子，从而减少螨虫进入身体的机会。

哈哈！我的兄弟姐妹们，走走走……

小小的螨虫能够"杀死"动物

你知道吗？小小的螨虫竟然还能"杀死"动物呢！螨虫的种类很多，其中有一种叫做蠕型螨的螨虫，它是人和狗皮肤上的"常住居民"，绝大部分的狗身上都有蠕型螨。蠕型螨发作的主要原因和机体免疫能力有关，正常的狗免疫系统有能力控制皮肤上的蠕型螨数量，不会让其大量繁殖。不过如果狗在这方面的免疫力有问题，控制蠕型螨数量的"T淋巴细胞"就会变得脆弱，于是蠕型螨会大量繁殖，导致蠕型螨发作。而这样大型的蠕型螨发作，最终有可能导致狗的死亡。

哇！老烂腿来了！

令人恐惧的 静脉曲张

不知道你有没有听说或者见到过，在某些人的腿上，一条条青筋会非常厉害地凸出于皮肤表面，甚至有些都已经爆开了，形成了烂疮或者是瘀伤，这就是"老烂腿"。在医学上，称之为静脉曲张。

在皮肤下面犹如蚯蚓一样的青色静脉

如果有一种化学药剂能够让身体上的肌肉隐形，那么就能看到像蚯蚓一样遍及全身的青色线条，那就是静脉。也许你不相信，如果把

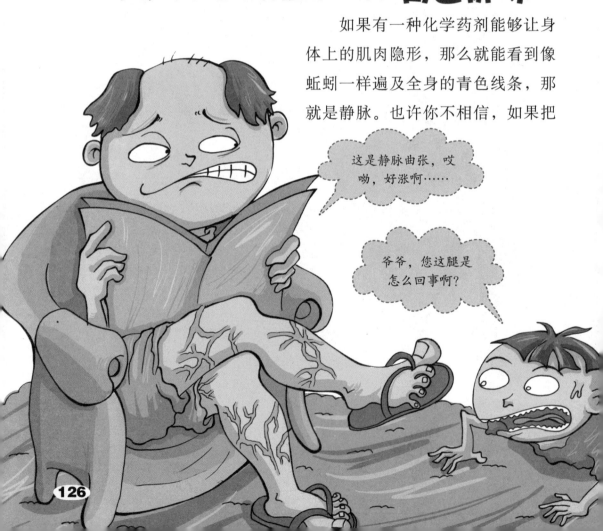

这是静脉曲张，哎呦，好涨啊……

爷爷，您这腿是怎么回事啊？

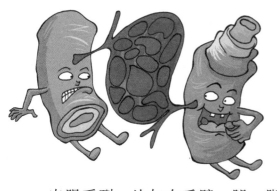

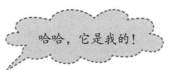
哈哈，它是我的！

人体中所有的静脉血管连成一条长线的话，竟然可以足足绕着整个地球超过5圈！有些静脉由于埋藏得比较浅，因此可以直接用肉眼看到，比如在手臂、腿、脚上会出现几条蜿蜒着的青筋，实际上就是浅层的静脉。

众所周知，静脉起始于周身的毛细血管，其中的血液携带有各个组织器官新陈代谢的废物，包括二氧化碳和无机盐等。这些血液，会在身体肌肉的挤压之下，不断回流到心脏。而由于地球引力的影响，从腿部回流向心脏的血液就会很容易发生倒流。也就是说，原本从腿部流向心脏的血液，很有可能在引力的作用下，再次流回到腿部。这可怎么办呢？如果血液流回去的话，那岂不是会使腿部血液堆积得越来越多了吗？不用担心，因为在静脉血管里，有一种叫做瓣膜的东西。当血液正向流淌的时候，它会放松，而当血液逆向倒流的时候，它就会骤然收紧，以此来防止血液的倒流。

乌黑溃烂的老烂腿

一般来说，由于静脉中有瓣膜的存在，血液很少有机会倒流，可一旦瓣膜因为某种原因失去了作用，那么静脉中的血液就极有可能在地球引力的作用下倒流回去。试想一下，如果血液倒流回去会发生什么可怕的事？原本，所有的静脉血液在肌肉的挤压之下，不断地流向心脏，但是在静脉的某一阶段产生了血液倒流，那么所有血液就会不断地在这里淤积，使得这里的血管像气球一样膨胀起

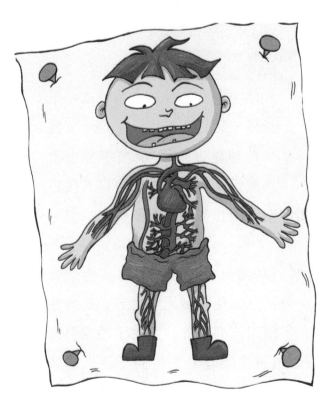

来，这就是医学上所说的静脉曲张。

这个时候，我们就可以清楚地看到腿脚上那些暴凸出来的青筋了。甚至对于有些静脉曲张的人来说，还可以看到一团团鼓起来的东西，就好像有许多小虫在里面卷缩在一起一样，那个就是淤积的血液。当然，对于一些静脉曲张比较严重的人来说，那些淤积的血液由于超过了血管所能承受的压力，血管就会因此而爆裂开来。这样一来，在腿脚部位形成大块的淤血，而皮下的肌肉组织在淤血的浸泡下由于缺氧而开始腐烂，形成溃疡。如果这个时候还不想办法治疗的话，那么随着溃疡的加重和蔓延，就会让整个腿部的肌肉组织完全坏死，最终形成乌黑溃烂的老烂腿。

静脉曲张"血腥无比"的治疗方式

静脉曲张是由于静脉血管中的瓣膜失去了弹性或变形导致的血液回流。因此，治疗静脉曲张的手术过程可谓是"血腥无比"。首先，外科医生会用手术刀在病人的腿上开几道深深的口子，用手术钳把切口拉开，然后把腿部肌肉里的静脉血管生生地拉出来。你能想象得到吗？在医生洁白的手术手套上，静脉血管像是鱼的肠子一样，上面还粘着许多组织黏液，很是恶心。随后，医生会把已经发生静脉曲张的血管用剪刀完全剪掉，并把身体里的血管像系鞋带一样系在一起。也就是说，进行手术以后，原来发生静脉曲张的血管就再也没用了，只能依靠其他的静脉血管来代替这条静脉发挥作用。当然，这个手术只能在静脉曲张最严重的情况下进行，因为如果刚发生静脉曲张就切除静脉血管，那么用不了多久，恐怕这条腿里就剩不下几条血管了。要知道，静脉曲张可是人体最常见的几种血管疾病之一呢！

静脉曲张格外"青睐"女性

静脉曲张也有"性别歧视"？这是真的。在现实生活里，静脉曲张的患者中女性占了绝大多数。这是因为很多女性长期从事站立的工作，血液淤积在下肢静脉血管中，从而导致血液循环不通畅。而静脉曲张以女性多见的另一个原因是由于女性骨盆较宽大，血管结构过度弯曲，女性的这些特殊的生理结构均可使骨盆内的静脉增加充血而导致静脉曲张。

好可怕的血管，都快爆裂了！

已经变形了的脚丫子，真丑！

129

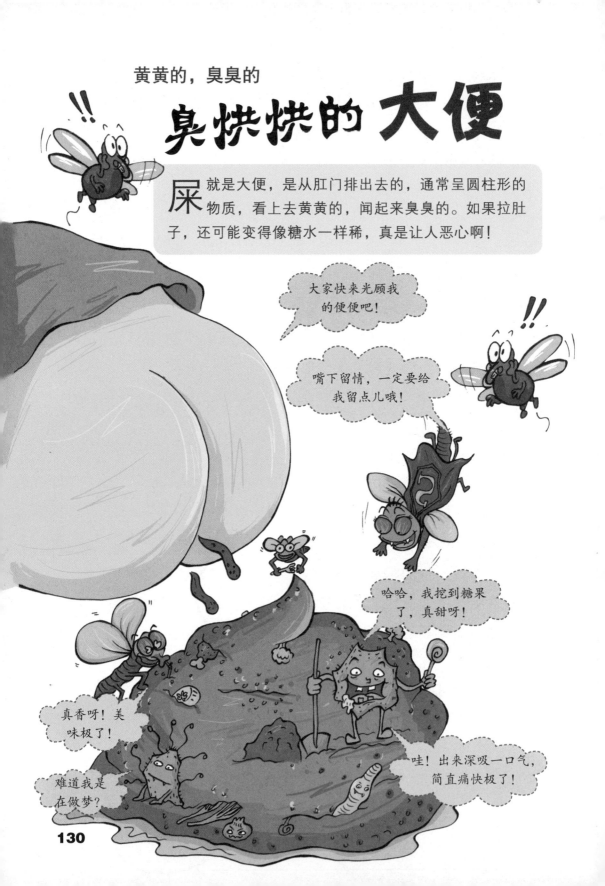

吃下去的食物怎么变成了大便

说起大便，很多人一定都会用手捏住鼻子，并且露出一种非常厌恶的神情，因为它看起来实在是太让人恶心了。不过实际上这些从人肛门里拉出来的东西，也许在昨天，还是香喷喷的米饭呢！那些米饭从嘴巴进去以后，经过咀嚼，由口腔分泌的大量唾液淀粉酶对其中的淀粉进行消化。然后顺着消化道一路向下，最终进入肠道。在体内不断前进的同时，其中的营养物质会被消

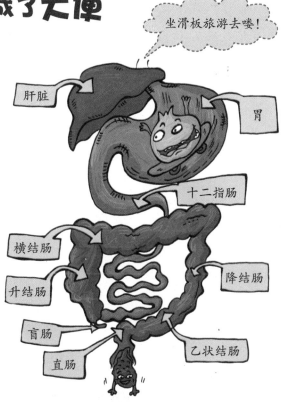

化液溶解并被人体所吸收；剩下的一些不能被吸收的食物残渣，就成为大便的主要组成部分。当然，还有从消化道上脱落的死皮组织和胃液、胆汁等消化液，也是大便的重要组成部分。这些物质来到大肠以后，水分逐渐减少，与食物残渣在大肠的蠕动下被搅拌在一起，最终形成了大便。

大便臭烘烘的气味

也许你会问，明明吃下去的是香喷喷的食物，为什么经过消化之后就变得如此臭呢？其实最初形成的大便是不臭的，而让大便发

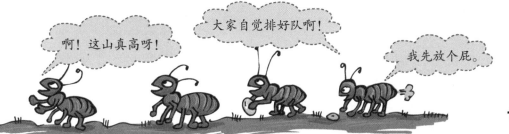

妈呀，这是什么味道？

臭的是细菌。这些细菌有的是本来就生活在肠胃里的寄生细菌，有的是随着食物被我们吞咽进来的。不管是哪种细菌，它们都有一个共同的特性——会分解大便中的一些人体来不及消化的物质。在获取了自己生存所必需的能量后，排放出一种叫做粪臭素的物质，而这种物质，就是让大便发臭的主要元凶。还有，大便在肠内积存的时间长了，会像食物在高温环境中放久了一样变馊。

不同的饮食结构决定了大便的臭味程度。如果经常吃肉，那么大便会很容易变臭。不过，平时可以多吃一些蔬菜，特别是粗纤维蔬菜，能够使肠道通畅，从而减少大便在肠内的堆积时间。还可以喝一些清肠茶，能够促进肠蠕动，使得粪便尽快排出，这样常通便，大便就不会很臭了。

像果酱一样的暗红色血便

大便虽然是人体排出去的废物，但谁能想得到，就是这些看起来臭臭的东西，竟然还可以告诉我们身体中的某些严重的病变呢？

臭烘烘！

在大便预报的病症中，最让人害怕的恐怕要属血便了。试想一下，如果你在大便的时候，突然发现拉出来的是像果酱一样暗红色的血便，你会是什么反应？肯定是脸色苍白，以为自己肠胃出血，得了什么不治之症吧？不过说起来，肠胃出血是真的，但是不治之症就未必了。因为，血便的发生很有可能是肠胃溃疡引起的。众所周

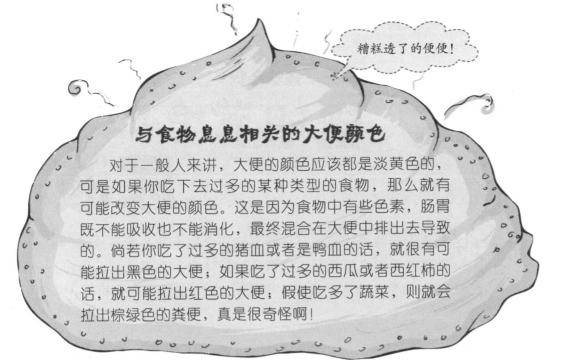

槽糕透了的便便！

与食物息息相关的大便颜色

对于一般人来讲，大便的颜色应该都是淡黄色的，可是如果你吃下去过多的某种类型的食物，那么就有可能改变大便的颜色。这是因为食物中有些色素，肠胃既不能吸收也不能消化，最终混合在大便中排出去导致的。倘若你吃了过多的猪血或者是鸭血的话，就很有可能拉出黑色的大便；如果吃了过多的西瓜或者西红柿的话，就可能拉出红色的大便；假使吃多了蔬菜，则就会拉出棕绿色的粪便，真是很奇怪啊！

知，在我们吃下去的食物中不可避免地含有大量细菌，一旦肠胃中出现了病变，这些细菌就会趁虚而入，大肆破坏组织器官。此时，如果去做一次肠胃镜观察，你就会惊讶地发现，不知道从什么时候开始，肠子上面就出现了一块块如同脓疮一样的、糜烂的斑块。而在这些斑块上，附着有许多果冻似的黑红色脓血。当废物经过的时候，会把上面的脓血一并刮下来，经过大肠的搅拌混合，最终形成血便。可以说，血便的产生，是肠胃溃疡的先兆，如果尽早治疗，还是没有任何危险的。

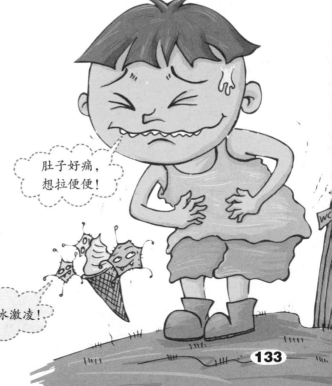

肚子好痛，想拉便便！

刚才吃的冰激凌！

133

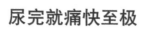

尿完就痛快至极

透明黄色的尿液

我们每天排泄的尿液，至少能装满四个以上的可乐易拉罐。在那些看起来略微呈现淡黄色的液体中，充满了从人体内排泄出去的废物和毒素。放置一段时间以后，会变得臭不可闻。

尿本来就存在于血液里面

在腰后两侧，有两个形状像蚕豆一样、如拳头般大小的肾脏器官，那就是尿液的生产工厂。在每个肾脏器官内，都有一团乱麻一样杂乱无章的毛细血管。这个毛细血管团，就叫做肾小球，在肾小球的

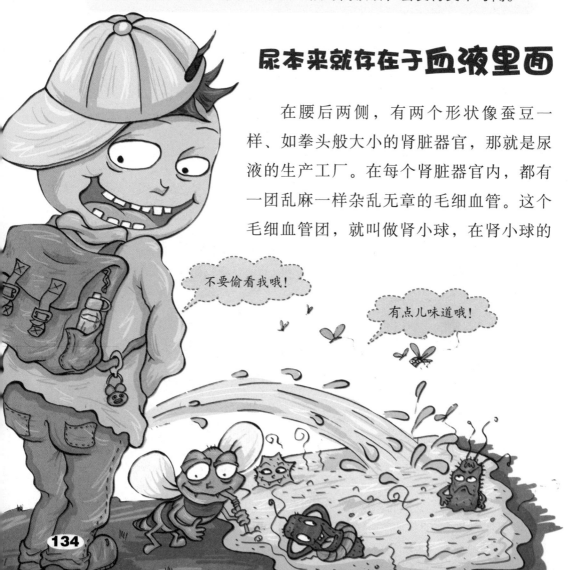

不要偷看我哦!

有点儿味道哦!

外面，还有一段弯弯的管子，叫肾小管。

对于人体来说，肾小球像是专门过滤废物的过滤网一样，将流经这里的血液中的所有废物和一部分水分截留下来，这样过滤出来的液体被称为原尿。不过，原尿中还可能存在一些葡萄糖和维生素等物质。因此，肾脏为了避免将有用的物质当废物排掉，就会由肾小管进行再一次吸收，将原尿中的有用物质筛选吸收出来，并转移到附近的血管中去。这样一来，剩下流到专门储存尿液的膀胱里的液体，就是需要被排出去的尿液了。

口腔感染造成的脓尿

口腔和用来排泄的尿道口，两个听起来风马牛不相及的部位，实际上有着紧密的联系。我们知道，尿液的形成是肾小球过滤血液所致。如果口腔里出现龋齿的话，那么一些细菌就很有可能通过嘴巴里的伤口侵入到毛细血管中，并随着血液的流动，最终到达肾脏。由于肾脏是堆积废物的地方，因此对于这些细菌来说，无疑是生存的天堂。它们一旦到达肾脏以后，就会开始大量繁殖，而肾脏受到细菌入侵的刺激后，会向身体发出警报，身体就会派出白细胞来与入侵的细菌作战。在战斗中，白细胞与细菌都产生了许多的伤亡，这些白细胞和细菌的尸体混合形成脓液。如果

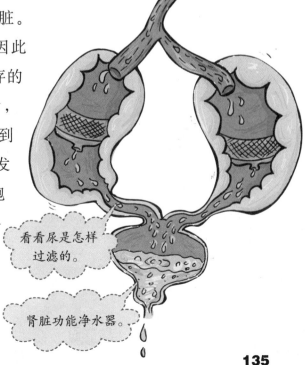

看看尿是怎样过滤的。

肾脏功能净水器。

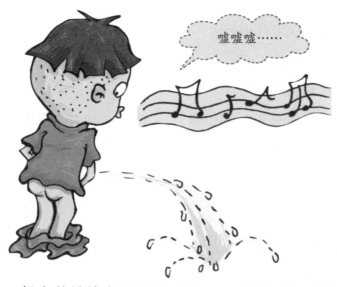

脓液较少，会被身体自动吸收，而脓液过多的话，就会渗入到尿液中间，随着尿液排出体外，出现"脓尿"。一般来说，这极有可能是肾脏受到了细菌的感染，要赶紧去医院检查。倘若任由其继续发展的话，就会造成肾结石、肿瘤、脓肿等不可挽回的病症。

血液和尿液融合形成血尿

除了脓尿以外，血尿也是向人体发出的另一个警报。而血尿，并不是都能用肉眼看得见，如果尿中带有少量的血细胞，用肉眼是看不出来的，但也算是血尿。一般来说，血尿的形成是由产生尿液的肾脏或者储存尿液的膀胱发生病变所引起的。我们知道，在肾脏所产生的原尿中，不仅含有大量的尿素和无机盐等新陈代谢的废物，还含有许多诸如钙等其他有用的物质。如

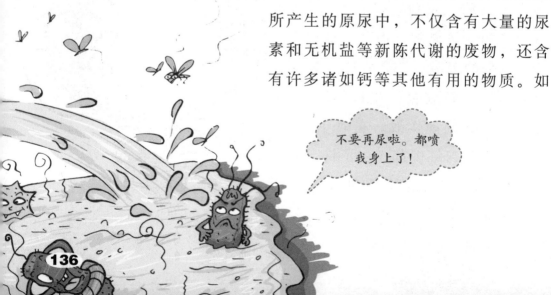

果肾脏发生了病变，无法回收有用物质，它们就会和无机盐发生化学反应，形成石头似的块状物，这就是肾结石了。一旦发生了肾结石，这些石头像刀子一样，锋利的棱角就会划破肾脏中丰富的毛细血管，让鲜血好像决堤的洪水一样渗出来，融合到尿液里，形成血尿。甚至，有些被过滤出来的尿液，还会进入毛细血管的伤口倒流回血管里，与血液融合在一起，让肾小球无法分辨血管中流着的是血液还是尿液。因此，如果出现了血尿的症状，那么就一定是泌尿系统出了问题发出的警报，必须慎重地对待。

不可思议的"尿疗"

在现代的医学中，有一种骇人听闻的"尿疗法"。顾名思义，这种尿疗法就是让病人在医生的指导下，适当地喝下自己的尿液。现代医学认为，尿液虽然经过了肾小球的过滤和肾小管再吸收，依然还会存在许多营养素和激素。而适当地喝一些尿，可以促进这些营养素和激素的再吸收和再利用。当然，也有另一些人提出了异议，他们认为排出来的尿液里含有的都是废物和毒素，喝下去不会对身体有任何好处。那么，谁是谁非，恐怕还要等到科技更加发达的未来才能知晓了。

什么时候有"尿疗"啊！

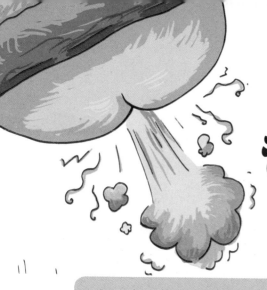

噗！真臭！
让人尴尬的屁

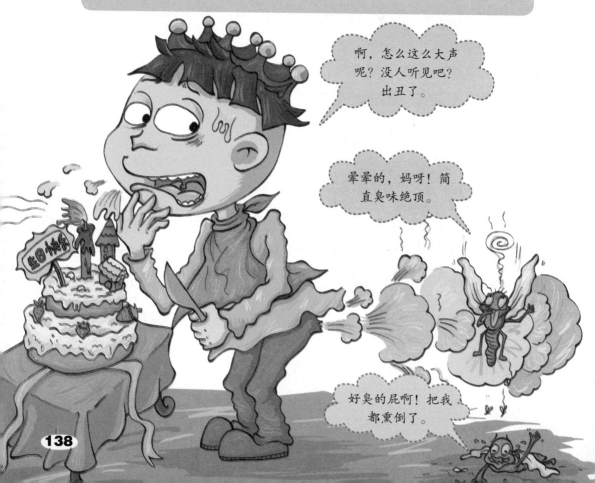

每个人都会有几个尴尬的瞬间，比如在安静的课堂上，当老师正在兴致勃勃地讲解着各种知识的时候，突然"噗"的一声，你放了一个屁。毫无疑问，你会立即取代老师，成为整个教室的焦点。放屁不但有声音，而且还伴有一股很难闻的臭味，真是太让人尴尬了！

啊，怎么这么大声呢？没人听见吧？出丑了。

晕晕的，妈呀！简直臭味绝顶。

好臭的屁啊！把我都熏倒了。

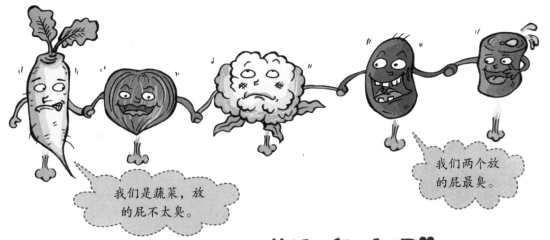

我们是蔬菜，放的屁不太臭。

我们两个放的屁最臭。

探寻臭屁的"生产过程"

如果不小心放一个屁，谁都会觉得尴尬万分。实际上，这是再正常不过的事情了。我们的肠子为了消化，总是不断地蠕动着，当肠道里有了多余气体的时候，就会从肛门处排出，于是就形成了屁。这个时候我们不禁要问了，这些在肠道内淤积的气体，究竟是怎么来的呢？

原来，人吃下去的食物并不可能完全被分解，未被分解的部分，包含了纤维和糖类。而在肠道中存在着许多大肠菌，这些大肠菌非常喜欢这些未被分解的食物。等它们吃饱之后，就会排气，排出的气体在体内不断积累，造成一股气压。当压力太大的时候，就会被排出体外，从而就形成屁。不过，如果消化能力不好，肠道细菌发酵快，也会产生气体，使人放屁。虽然屁很臭，而且还影响个人形象，但它是正常的生理需要，对人的健康有利，所以不要不好意思，该放屁的时候就放吧！

响屁真的不臭吗

俗话说"响屁不臭，臭屁不响"，其实这话不正确。因为，屁的气味完全取决于肠道，而不受声音大小的影响。之所以闻不到响屁特别强烈的臭味，是因为我们已经做好了迎接臭味轰炸的心理准

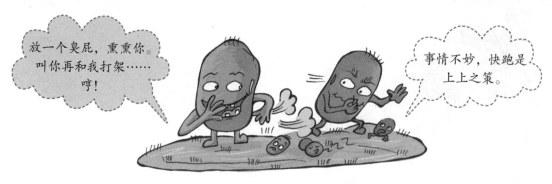

放一个臭屁，熏熏你。叫你再和我打架……哼！

事情不妙，快跑是上上之策。

备。这就好比，走在路上时碰巧有一颗鞭炮爆炸，有心理准备和没有心理准备所听到的响声会明显地不同。

一般特别臭的屁，都是由于大肠内的大便太过于黏稠，导致肠道内的气体与大便在肠道的蠕动下，搅合在一起。当大便混合着气体占用肠道内太多空间的时候，肠道就会用力地挤压，将混合在大便中的气体挤压出来。可以想象，从大便中被挤压出来的气体，究竟是什么味道。这种屁一般被人们称为"屎头屁"。也就是说，放这种臭屁的人大都有着强烈的排泄欲望。不过，在把大肠内的粪便全部排空以后，就不会再出现那么臭的屁了，这种情况经常发生在拉肚子的人身上。一般在拉肚子之前，总是能放出很臭的屁，不过拉完了以后就没有了。

屁的"杀伤力"很强

在日常生活中，放屁虽然是难以启齿的事情，但是它是一种正常现象，并且常见。因此，科学家们就不得不捏着鼻子，对此进行研究。虽然放屁时会感觉尴尬，但如果不放屁，尤其是长时间不放屁，就很有可能是肛门或肠道出了问题。这样看起来，多放屁还是有好处的。

科学家们不但通过研究了解到屁与健康的关系，就连屁里面所包含的成分，也都一清二楚。虽然，屁的组成部分会随着吃下去的

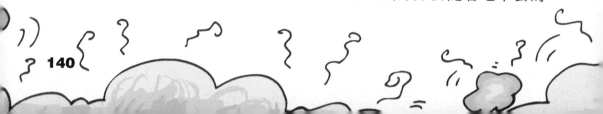

食物发生变化，但是它的大体组成部分还是不变的。通过研究发现，屁里面发出难闻气味的，只是不到1%的微量成分，其中又以胺类物质和粪臭素的含量最高。也许你不相信，只要有和米粒差不多大的胺类物质混合在周围的空气中，鼻子就可以准确地闻出来。但是，如果把胺类物质的剂量加大到一个矿泉水瓶子，又会怎么样呢？人类的呼吸系统在胺类物质的强烈刺激下会发生剧烈的收缩反应，产生诸如胸闷和心悸的反应，严重的甚至还会让整个呼吸道产生像火烧一样的疼痛，强烈的刺激会呛得眼泪、鼻涕直流。因此，才有人断言："如果有人研究出浓缩的屁，那一定是比催泪弹还要强悍的大规模驱散性武器！"

人每天放屁的体积超过一个可乐易拉罐

没有人喜欢放屁，更加没有人喜欢在公众场合放屁，但是我们又更加无奈地发现，不放屁是不可能的。这是因为，一般在健康人的消化道中，大约含有超过100毫升的气体。再加上体内的细菌分解食物所产生的废气，就会使气体的总量增加一倍以上，也就是说，一个健康人每天放的屁，都要超过一个可乐易拉罐的体积。而如果吃了一些红薯或者豆类，还可能使排放的废气总量增加两倍以上。

哇，太难受了！

令人无可奈何的
便秘

便秘是一件让人无可奈何的事情，即使你没得过便秘，也要千万小心。特别是吃饭不规律或者大便的时间太长，都很容易引起便秘。所以为了能够很正常地通便，应该养成良好的习惯，不要让这个痛苦降临在我们身上。

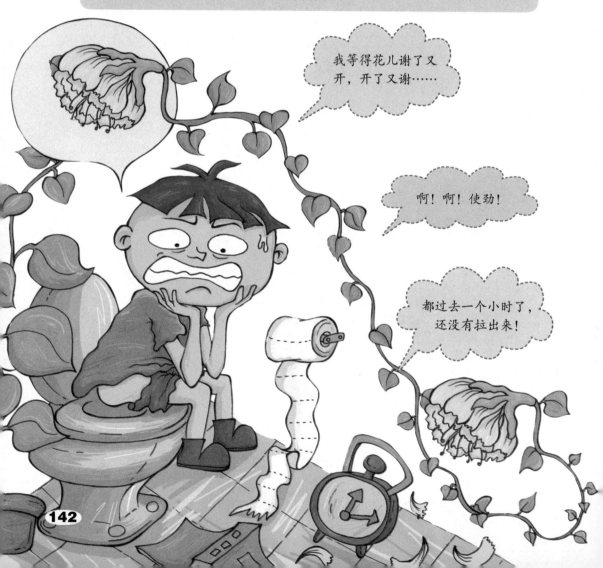

我等得花儿谢了又开，开了又谢……

啊！啊！使劲！

都过去一个小时了，还没有拉出来！

不知不觉中便秘悄悄降临

如果有人连续一段日子想拉大便，却无论如何也拉不出来，这时候就已经开始便秘了。便秘就是这样特立独行，在不知不觉中悄悄降临，不给人任何信息。在便秘的时候，身体就像一个大垃圾场，许许多多废物堆积在一起，无论怎么努力也清理不出去，这样的感觉实在是太糟糕了。

便秘在程度上有轻有重；在时间上有暂时的，也有长久的。有些人数天才排便一次，但并没有感觉到不适，这种情况就不属于便秘。由于引起便秘的原因很多，也很复杂，因此一旦发生便秘，尤其是比较严重的、持续时间较长的便秘，一定要引起注意，应该立即采取措施解决这个问题。

轻泄剂和灌肠剂——治标不治本的办法

大多数便秘的人都相当苦恼："我想拉大便，可是怎么都拉不出来！"便秘确实让人头疼。正因为如此，人们想出很多办法来解决便秘这个问题。

药店里出售的轻泄剂，能够促进肠子的蠕动，将滞留在肠子里的那些不好消化的食物消化掉。如果用了它，大约过8个小时以

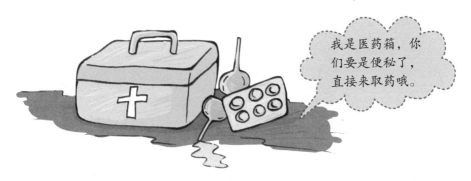

我是医药箱，你们要是便秘了，直接来取药哦。

后，就能够正常排便了。看来这个轻泄剂还真是好用，不过可不要高兴得太早，这并不是什么好事。因为轻泄剂只是刺激了肠子，当不用它的时候，讨厌的便秘很有可能会再次找上门来呢！

除了使用轻泄剂，还有一些人把管子伸到肛门里并朝直肠喷盐水等被称为灌肠剂的液体。大约3～5分钟以后，大便就能排出来了。虽然看起来有点儿脏，但是这样做一点儿也不危险。可问题是，如果用了太多的灌肠剂，以后靠自己还是排不出来。由此可见，轻泄剂和灌肠剂根本就是治标不治本的办法呀！

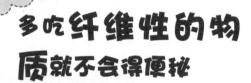

吃点儿新鲜水果就好了。

多吃纤维性的物质就不会得便秘

为什么会便秘呢？在日常生活中，排便会受到很多因素的影响。每个人的饮食习惯、生活习惯还有精神状态都不相同，所以排便习惯因人而异。迄今为止，我们还很难给便秘找到一个确切的原因。不过，有一种造成排泄问题的原因是摄入太多饼干、汽水和其他精细的食物。这些食物很难消化，会聚集在结肠的尾端，也就是大肠的末端，这里通常是人体排泄之前存放大便的地方。

如果粪便里没有大量的纤维或纤维性物质，就会逗留在结肠里。由于粪便呆在结肠里的时间太长，里面的水分被吸收，从原先的松松软软变得又干又硬。这样，到了排大便的时候，硬硬的粪团不容易出来，就产生了便秘。直肠必须又推又挤，才能把粪便弄出来。要想避免便秘，需要做的就是多吃新鲜蔬菜、水果和麸皮，每天还应该喝大量的水。

还有一个容易导致便秘的原因是忙得没空上厕所。因为粪便在结肠里待得太久而变硬，等到忙得连拉屎的时间都没有的大忙人终于想要拉屎了，屎已经不肯出来了。因此，大便要保持规律，千万不要憋着。

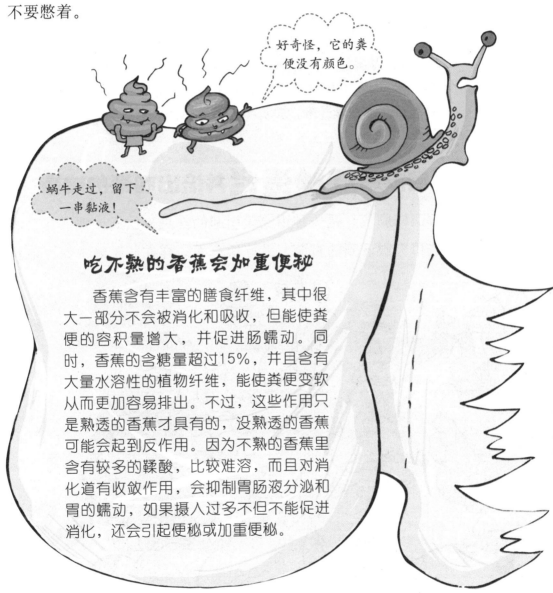

好奇怪，它的粪便没有颜色。

蜗牛走过，留下一串黏液！

吃不熟的香蕉会加重便秘

香蕉含有丰富的膳食纤维，其中很大一部分不会被消化和吸收，但能使粪便的容积量增大，并促进肠蠕动。同时，香蕉的含糖量超过15%，并且含有大量水溶性的植物纤维，能使粪便变软从而更加容易排出。不过，这些作用只是熟透的香蕉才具有的，没熟透的香蕉可能会起到反作用。因为不熟的香蕉里含有较多的鞣酸，比较难溶，而且对消化道有收敛作用，会抑制胃肠液分泌和胃的蠕动，如果摄入过多不但不能促进消化，还会引起便秘或加重便秘。

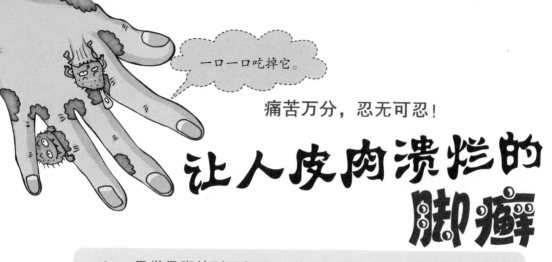

一口一口吃掉它。

痛苦万分，忍无可忍！

让人皮肉溃烂的脚癣

如果觉得脚特别不舒服，这时候脱下鞋袜，会发现上面裂开了许多道口子，或者是莫名其妙地长出了许多水疱，有的甚至已经破碎开来，并流出许多黄色的脓液，这很有可能是脚癣。

使皮肤红肿溃烂并流出脓液的脚癣

脚癣又叫脚气，是一种由真菌引起的常见皮肤病。那些在自然界中无法用肉眼看到的真菌，就好像草木一样在脚趾缝中深深地扎

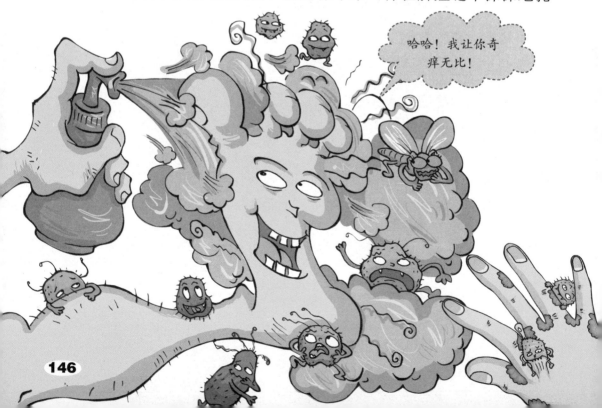

哈哈！我让你奇痒无比！

根了。真菌上有一种极细的菌丝，会如同钢针一般将皮肤刺破，然后全部植入皮下组织中。这个时候，它们会像吸血鬼一样贪婪地吸吮皮肉中的养分，在从中获得自己所需要的能量后，就会在脚掌上随地大小便，从而给细菌的滋生提供了条件。

　　这个时候脚就倒霉了。由于体内的免疫系统在真菌面前无能为力，大批可以吞噬细菌的白细胞死在了脚癣面前，从而形成一个个黄色的脓疱。随后，细菌从真菌在脚掌上弄出的伤口蜂拥而入，它们首先会使脚掌变得红肿不堪。到了这个时候，如果再不去医治的话，那么再过一段时间，揭开表面早已死去的皮肤，就会惊讶地发现，在皮肤下面，肌肉组织早已溃烂得不成样子，已经发黑的血液混合着黄色的脓液在肉缝中流淌，真是太恶心了！

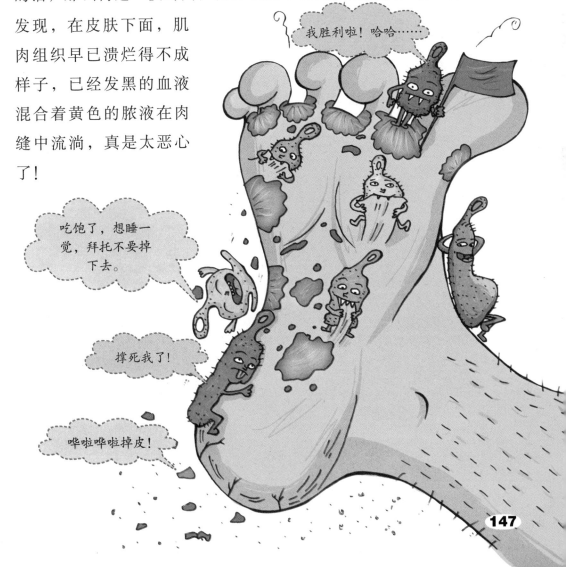

脚癣是顽固的恶疾

脚癣这种顽疾不仅会让脚掌溃烂流脓，而且很难治愈。很多人看到自己脚掌上流脓的水疱和溃烂的伤口逐渐消失，就以为脚癣已经痊愈了，这是一种错误的判断。实际上，脚癣不仅没有远离你，而已经从脚掌上蔓延到了更深层次的皮肉组织里面。这时，脚掌会变得异常粗糙，而且用手触摸脚掌表面还能明显摸到一层厚厚的，类似老茧一样的东西，那就是死去的皮肉组织。

当脚掌的表层变成这个样子以后，你以为那些脚癣真菌就会罢休吗？那可就大错特错了。当表层组织再也无法提供给它们生存需要的养分时，这些真菌就会把自己那如同树根一样的菌丝继续往更深层蔓延，这样一来，脚掌内的新鲜血肉就会重蹈表层皮肉的覆辙。时间一长，脚掌上的这种死皮就会越积越厚，最终人可能就永远失去这双脚了。

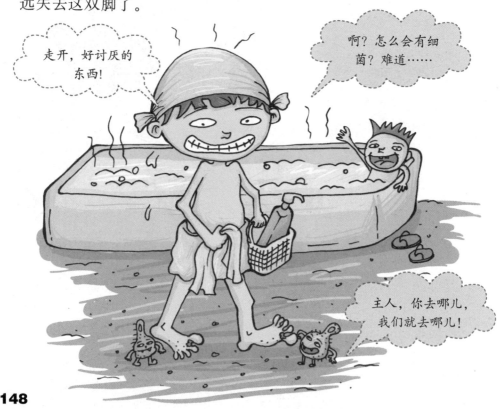

脚癣也会长到手上和头上

患有脚癣的人洗脸、洗脚时要格外注意，因为那些脚癣真菌们可不是老实本分的家伙。也许就在洗脚的时候，真菌极有可能从脚上跑到手上。而且对于它们来说，手上的皮肤更加细嫩，扎根在此也更加容易。于是，几天以后就会惊讶地发现，不知道从什么时候开始，在虎口或者手指的两侧竟然长出了许多小水疱。这些小水疱成片地连在一起，像麻疹一样，让人看一眼，就会头皮发麻。其实，不仅仅是手，全身的各个部位都得引起注意，因为脚癣真菌的生命力很顽强，不管到哪里都可以生存。到了头上会引发"头皮癣"，到了身上就会引发"皮肤癣"，甚至在你最害羞的位置，还会产生"股癣"。

典型的香港脚！

香港脚原来是这样来的

提起香港脚，恐怕所有人都会掩住口鼻，露出一副厌恶的神情，似乎已经闻到了其导致的臭气一般。其实，香港脚也是一种足癣，它可并不是只有香港人才会得的传染病。之所以叫这个名字，那是因为英国人占领了香港以后，不适应那里闷热的夏天，于是整日穿着长靴的英国士兵的脚上就长出了许多水泡，有些甚至都红肿化脓了，只要脱下长靴，就可以闻到一股刺鼻的恶臭。当时，欧洲的医生并没有见过这种怪病，就认为它是一种香港特有的皮肤病，因此就将这种病称之为香港脚。

149

一闻就恶心，实在太臭了！

肮脏的 臭脚丫

夏天，当我们兴冲冲地从外面回来，脱掉脚上的鞋子，想让那被封闭了一整天的脚透透气时，一股像臭鸡蛋一样的气味迎面扑来。而且如果出汗，还会有很多灰灰的脚趾泥出现，实在是太恶心了！

脚是全身汗腺分布最多和最密集的地方

众所周知，每当到了炎热的夏季，或者进行剧烈运动以后，身上总会出很多汗。而人体之所以会排汗，除了要排出体内过多的热量以外，还在某种程度上保持着新陈代谢平衡。根据科学家们的研究显示，汗水与尿液的组成成分有着惊人的相似，都含有大量尿素和无机盐等新陈代谢的废物。这样一来就不难理解，为什么身上出了很多汗以后不洗澡就会很容易发臭了。

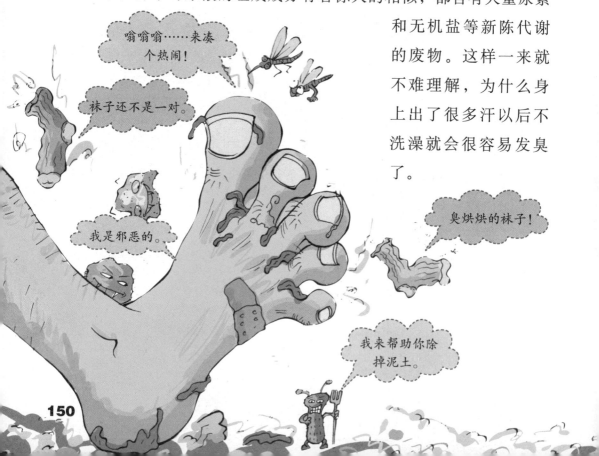

但是恐怕很少有人知道，在人体上汗腺分布最多同时也最密集的地方竟然是脚掌！根据科学家们的研究显示，在脚心，平均每一块指甲盖大小的地方，就有超过600个汗腺。在脚上，每个礼拜竟然能排出足以装满一个可乐易拉罐的汗水。那么不妨试想一下，有这么多与尿液相似的汗水都装在密不透风的鞋子和袜子里面，结果会怎么样？很显然，就和在很久没有人清洗的厕所里所闻到的味儿差不多。当然，如果你很长时间没有洗袜子和鞋子，那么汗水就会在鞋袜中越积越多，最后变得臭不可闻。

数不清的细菌密密麻麻地攀附在脚掌上

当然，如果仅仅是汗水，也不会让脚变得臭不可闻。只要经常洗脚，把脚上的汗水洗干净，不让其在脚上聚集，那就不会发臭了。然而事实并非如此，就算天天把脚洗得比脸还干净，脚臭却依然持续不断，这又是什么原因呢？

原来，在大自然中生活着许许多多的细菌，它们比灰尘还要小几百倍，用肉眼根本无法看到。细菌无处不在，只要有适宜的生长环境，就会大量繁殖。而那温暖湿润的脚掌，毫无疑问地成为了其最理想的繁殖环境。这些小家伙们就好像蜂巢中的蜜蜂一样密密麻麻地附着在鞋袜和脚掌上，当人还没有任何察觉的时候，它们就已经开始大口大口地吃着从脚掌上脱落的皮肤和指甲，还有

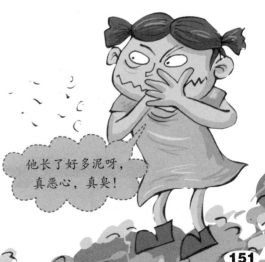

他长了好多泥呀，真恶心，真臭！

汗水中的尿素等物质，然后在体内将这些物质分解，从中获得自己所需要的能量的同时，并释放出一种带有强烈臭味的气体。因此，在袜子上闻到的那种怪怪的气味，可能就是脚掌上那亿万个细菌放的臭屁呢！

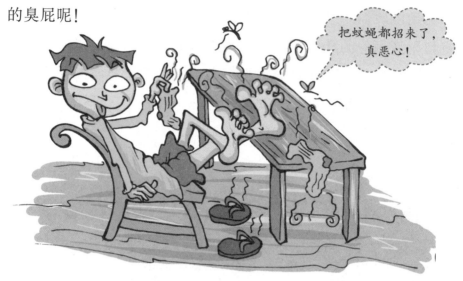

把蚊蝇都招来了，真恶心！

脚趾缝里黑乎乎的脚趾泥

当我们忙碌了一天，回到家里脱掉鞋袜后，如果仔细观察一下，就能在脚趾缝里发现一些黑乎乎的可疑东西。如果把它放到鼻子下面一闻，那个味道肯定让你暂时不会想吃东西。这个黑乎乎的东西就是脚趾泥。

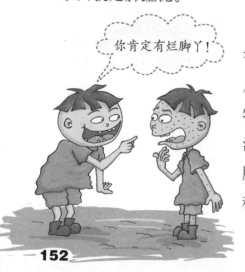

你肯定有烂脚丫！

脚趾泥——虽然名字里有一个"泥"字，却和泥巴没有什么太大的关系，相反，它和身上的体垢是一家。脚上的汗腺特别多，汗腺每天都能排放出大量汗水和油脂，这两种东西混合在一起后，会随着脚掌的不断活动最终搅拌到一起，形成一种黏液。这也是如果脚出汗多了，脚掌会变得很黏的原因。这些黏液会把脚掌上所有脱落下来的死皮粘住，最后搅拌在一起，就成为脚趾泥了。除此之外，那些细菌也是产生脚趾泥的重要帮凶之一。它们以脚掌上的死皮组织为食，经过一段时间的分解和消化以后，最终形成粪便排出体外，而这些粪便与汗水和油脂的混合黏液搅拌到一块，形成脚趾泥的一部分。

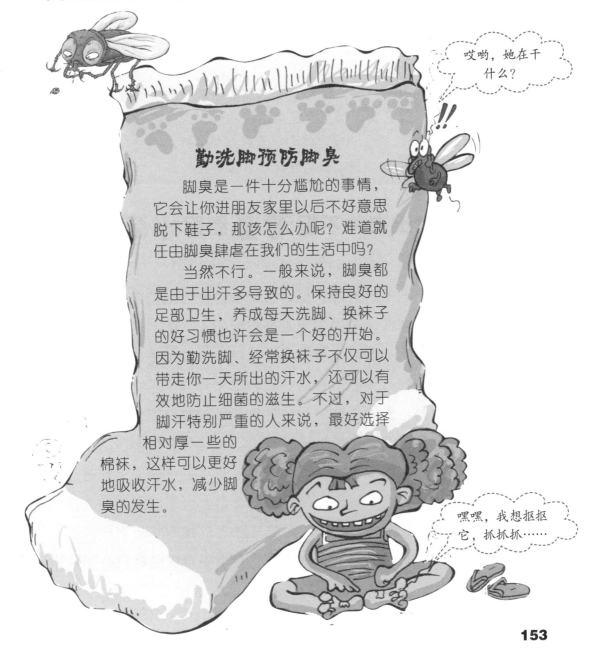

哎哟，她在干什么？

勤洗脚预防脚臭

脚臭是一件十分尴尬的事情，它会让你进朋友家里以后不好意思脱下鞋子，那该怎么办呢？难道就任由脚臭肆虐在我们的生活中吗？

当然不行。一般来说，脚臭都是由于出汗多导致的。保持良好的足部卫生，养成每天洗脚、换袜子的好习惯也许会是一个好的开始。因为勤洗脚、经常换袜子不仅可以带走你一天所出的汗水，还可以有效地防止细菌的滋生。不过，对于脚汗特别严重的人来说，最好选择相对厚一些的棉袜，这样可以更好地吸收汗水，减少脚臭的发生。

嘿嘿，我想抠抠它，抓抓抓……

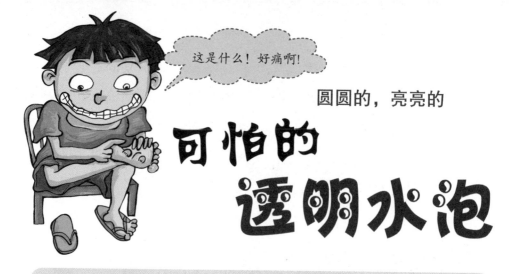

这是什么！好痛啊！

圆圆的，亮亮的

可怕的 透明水泡

如果穿的鞋不合脚，特别是刚刚买的新鞋，或许你没走几分钟的路就会发现脚上已经磨出了水泡。这些可怕的水泡圆圆的、亮亮的，用手一碰，就会感觉针刺似的疼。不过，它们过不了几天就会自动消失，这到底是怎么回事呢？

脚上磨出来的不是老茧而是水泡

你一定会非常好奇，脚上只要一穿不合适的鞋，或者走远点儿的路，就会磨出水泡。按理来说，长期的摩擦磨出的应该是老茧才对啊！之所以是水泡，是因为当走路的时候，人体与地面仅仅靠脚接触，这样一来，地面对人体的支撑力就会全部集中在脚上，而如果这时候所穿的鞋与脚并不合适，就会由于外力产生更大的摩擦。基于这两个原因，人体就会启动一种自我保护的功能，立刻从其他部位调集很多抵抗细胞来抵抗这种外力。当这些受损部位的抵抗细胞"牺牲"之后，就会堆积在一起，形成水泡。从表面上看是脚上起了水泡，其实这正表明自身免疫力的正常。而平时所说的老茧，是人体皮肤由于长时间的摩擦，造成皮肤表皮细胞坏死而形成的，它与水泡的形成原因完全不同。所以，穿了不合脚的鞋只会形成水泡，而不会形成老茧。

要小心地处理水泡

当徒步行走在路上的时候，只要感觉脚有不适，就应该立刻停下来检查一下脚部。如果没有磨出水泡，就在疼痛的地方贴上透气的创可贴。千万不要忽略这点点疼痛，因为不久，它很可能就会变成水泡，到那时就麻烦了。

但如果这时候水泡已经发生，千万不要因为它鼓鼓的外形，就去弄破它的表皮。因为弄破之后不但疼痛会加剧，还很容易被感染。皮肤一旦受感染那可不仅仅是脚的问题了。

如果发现的时候，水泡已经变得非常大，并且疼痛万分，让人无法忍受，那么可以将患处用消毒酒精清洗干净，再用消过毒的针在水泡的边缘刺一个小孔，然后慢慢地将水泡内的液体挤出。等到液体挤净后，再涂抹上消毒药水，并将伤口包扎好。千万不要将水泡的泡皮除去，那样对伤口恢复没有任何好处。

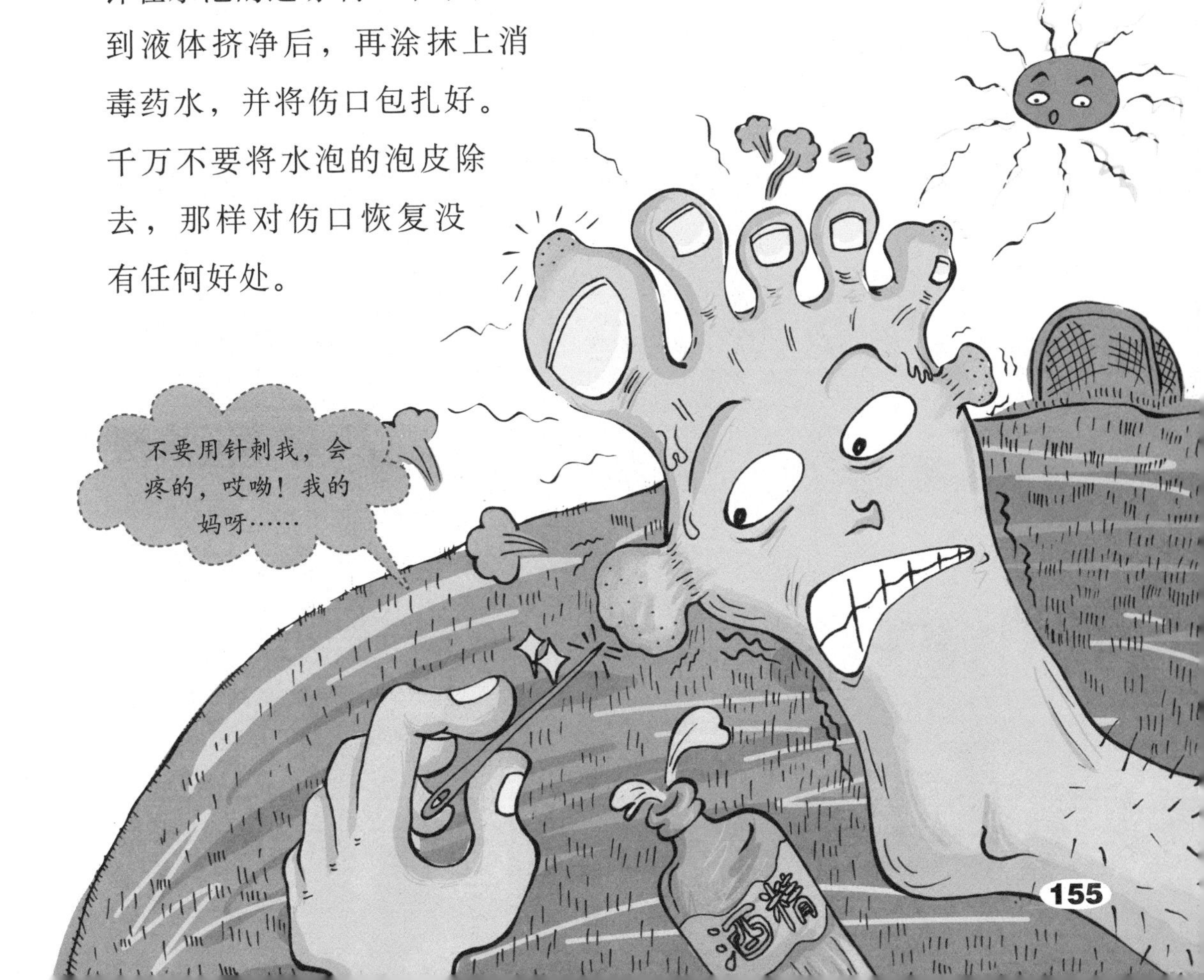

不要用针刺我，会疼的，哎呦！我的妈呀……

155

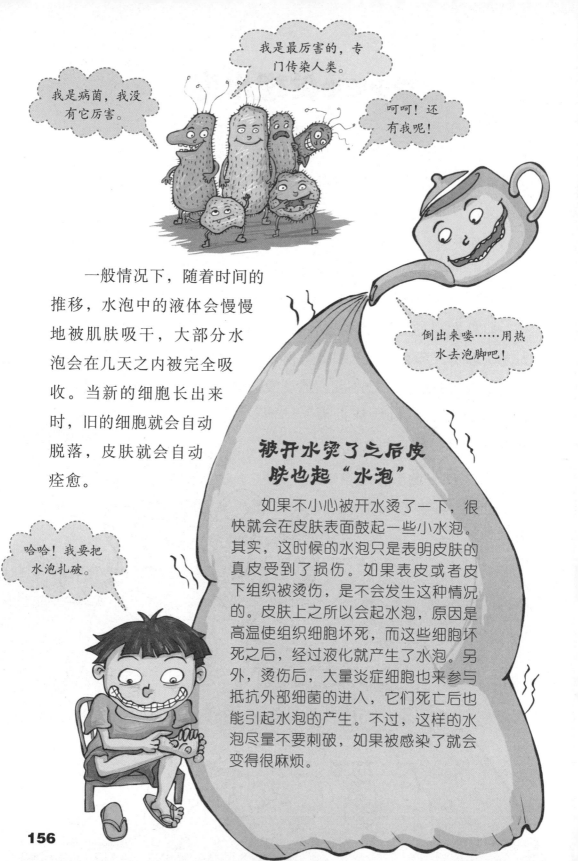

我是病菌，我没有它厉害。

我是最厉害的，专门传染人类。

呵呵！还有我呢！

一般情况下，随着时间的推移，水泡中的液体会慢慢地被肌肤吸干，大部分水泡会在几天之内被完全吸收。当新的细胞长出来时，旧的细胞就会自动脱落，皮肤就会自动痊愈。

倒出来喽……用热水去泡脚吧！

哈哈！我要把水泡扎破。

被开水烫了之后皮肤也起"水泡"

如果不小心被开水烫了一下，很快就会在皮肤表面鼓起一些小水泡。其实，这时候的水泡只是表明皮肤的真皮受到了损伤。如果表皮或者皮下组织被烫伤，是不会发生这种情况的。皮肤上之所以会起水泡，原因是高温使组织细胞坏死，而这些细胞坏死之后，经过液化就产生了水泡。另外，烫伤后，大量炎症细胞也来参与抵抗外部细菌的进入，它们死亡后也能引起水泡的产生。不过，这样的水泡尽量不要刺破，如果被感染了就会变得很麻烦。